Schleip

Richtig einkaufen bei Histaminintoleranz

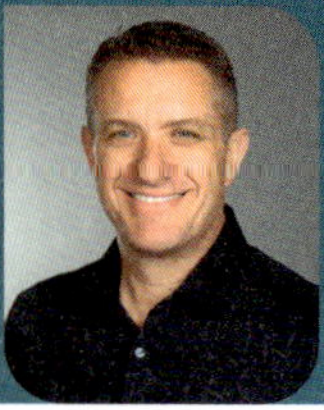

Thilo Schleip leidet selbst seit vielen Jahren unter Unverträglichkeiten. Seine erfolgreichen Ratgeber, Einkaufsführer und Kochbücher zur Fructose-, Laktose- und Histaminintoleranz haben vielen Menschen geholfen. Er ist Gründer des bauchvital-Apothekensortiments für Menschen mit Nahrungsmittel-Unverträglichkeiten.

»Am Anfang war die passende Ernährung ein echtes Problem. Mittlerweile weiß ich, was ich bedenkenlos einkaufen kann, und kenne die vielen Tricks und Kniffe, auf die es beim Kochen und Backen ankommt, um die Beschwerden in den Griff zu bekommen.«

Thilo Schleip

Richtig einkaufen Histaminintoleranz

Für Sie bewertet:
Über 1100 Fertigprodukte und Lebensmittel

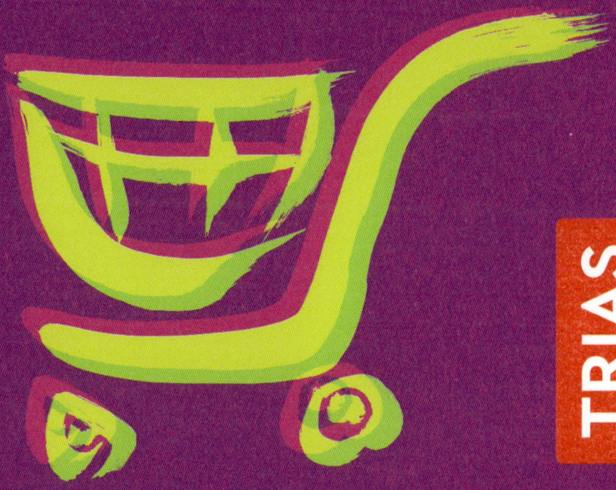

TRIAS

Liebe Leserin, lieber Leser,

vermutlich haben Sie – wie viele andere – die Erfahrung gemacht, dass histaminbedingte Beschwerden einem das Leben sehr schwer machen können. Vielleicht leiden Sie auch schon seit Längerem unter mysteriösen Gesundheitsbeschwerden und haben bereits die ein oder andere Arztpraxis aufgesucht, ohne dass man Ihnen dort wirklich weiterhelfen konnte. Nur wenige Mediziner können nachvollziehen, dass unheilvolle Symptome direkt nach einer Mahlzeit, aber auch Stunden oder Tage danach auftreten können. Die wenigsten von ihnen ziehen dafür Histamin als Ursache in Erwägung. Viele Betroffene fühlen sich alleingelassen mit ihren Symptomen. Nur wenige haben das Glück, von ihren Ärzten, Ernährungsberatern und Heilpraktikern nützliche Ratschläge zu erhalten, die ihnen ein beschwerdefreies Leben ermöglichen. Die Zutatenlisten von Lebensmitteln sagen wenig über ihren Histamingehalt aus, es sei denn, Sie wissen genau, worauf zu achten ist. Erfreulicherweise haben sich einige Hersteller bereit erklärt, ihr Angebot hinsichtlich der Eignung bei Histaminintoleranz einer kritischen Prüfung unterziehen zu lassen. Bei anderen

Produkten reicht bereits ein kritischer Blick auf die Zutatenliste, um die Verträglichkeit beurteilen zu können. Weil Diätfehler bei einer Histaminintoleranz sogenannte »pseudoallergische Reaktionen« wie Magen-Darm-Beschwerden, Migräne, Übelkeit oder Hautirritationen hervorrufen, wird sie nicht selten mit einer Nahrungsmittel-Allergie verwechselt. Sie ist jedoch keine Allergie, sondern ein Enzymdefekt. Daher kann sie durch die klassischen Testmethoden des Allergologen nicht aufgedeckt werden. Dieser Ratgeber ist dennoch auch für allergiegeplagte Leser von großem Nutzen, da Histamin allergische Reaktionen spürbar verstärken kann.

Die Auswahl an Lebensmitteln in den Tabellen finden Sie in allen bekannten Supermärkten, in Reformhäusern, Naturkostläden und Biomärkten. Aufgrund der Größe des hiesigen Sortiments können leider nicht alle Waren in den Listen aufgeführt werden. Falls Ihr gesuchtes Produkt einmal nicht dabei ist, finden Sie mit Sicherheit ein ähnliches von einem anderen Anbieter in der Liste. Mithilfe dieses Buches können Sie noch vor Ort entscheiden, ob ein bestimmtes Lebensmittel für Sie geeignet ist oder ob Sie sich lieber für eine Alternative entscheiden. Dank des handlichen Formats passt es unterwegs auch gut in Ihre Tasche.

Ich wünsche Ihnen einen gelungenen Einkauf und eine beschwerdefreie Zeit,
Ihr Thilo Schleip,
Oldenburg, im April 2024

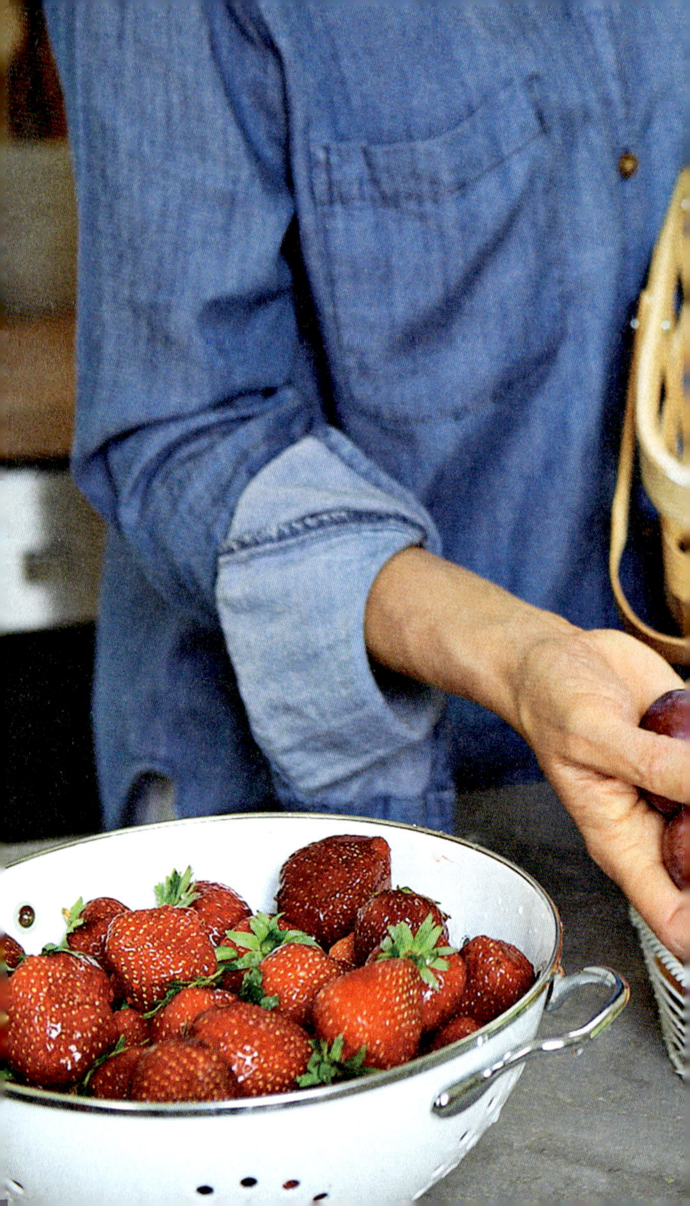

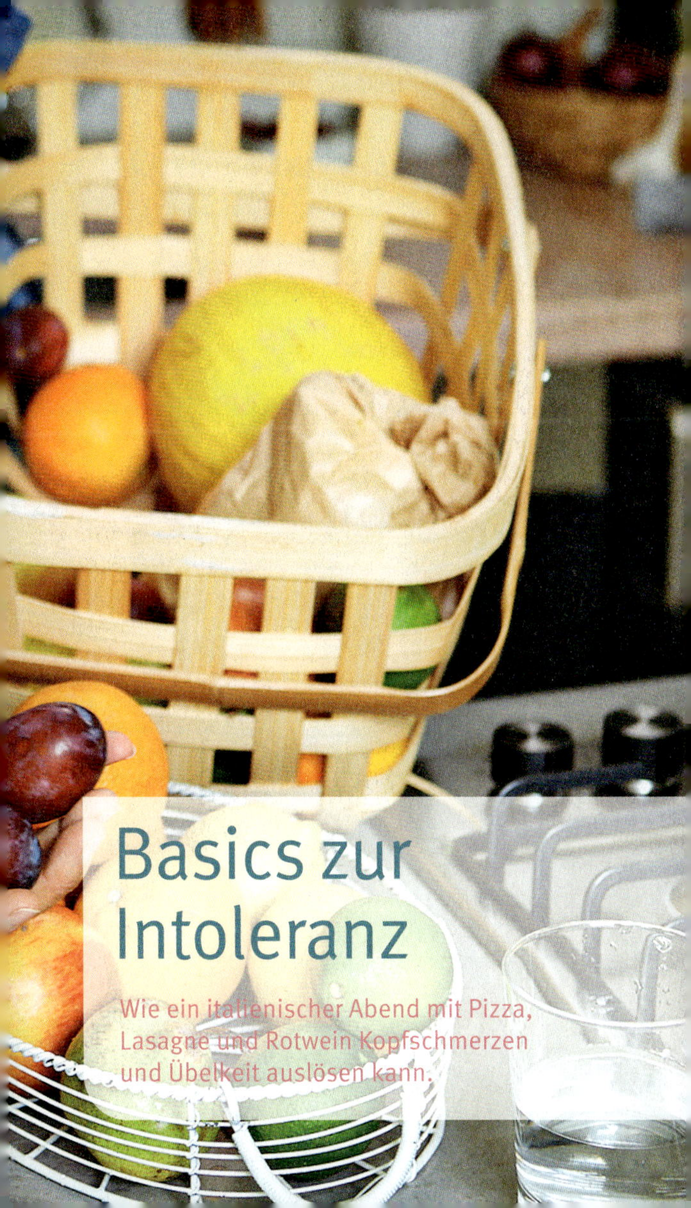

Basics zur Intoleranz

Wie ein italienischer Abend mit Pizza, Lasagne und Rotwein Kopfschmerzen und Übelkeit auslösen kann.

Was bedeutet Histamin-intoleranz?

Eine Histaminintoleranz ist eine Nahrungsmittel-Unverträglichkeit. Histamin kommt sowohl im menschlichen Körper als auch in vielen Lebensmitteln vor. Bei Betroffenen wird Histamin im Dünndarm nicht ausreichend abgebaut, und bei einer Aufnahme mit der Nahrung besteht die Gefahr einer Histaminüberlastung. Man bezeichnet diese Form der Intoleranz als Pseudoallergie, weil sie allergieähnliche Symptome hervorruft, jedoch keine echte Allergie ist. Während im Falle einer Lebensmittelallergie der Kontakt mit einem Allergen eine ungewollte Immunreaktion auslöst, findet diese bei der Histaminintoleranz nicht statt.

Ein Beispiel: Bei einer Lebensmittelallergie gegenüber Fischeiweiß setzt das Immunsystem des Allergikers bereits beim Verzehr geringster Mengen an Fisch Histamin aus den im Körper befindlichen Mastzellen frei und sorgt so für die allergische Reaktion. Liegt stattdessen eine Pseudoallergie vor, so wird beim Verzehr von nicht fangfrischem Fisch zwar zunächst kein Histamin ausgeschüttet. Gerade Fisch kann jedoch – je nach Art und Dauer der Lagerung – große Mengen an Histamin enthalten, welche bei einer Histaminintoleranz nicht umgehend im Dünndarm abgebaut werden. Dadurch kommt es zu einer Überlastung des Körpers mit diesem biogenen Amin, die ähnliche oder identische Symptome hervorrufen kann wie eine Fischeiweißallergie.

Je nach Schwere der Histaminintoleranz fallen die Beeinträchtigungen dann leicht bis stark aus. Wie viel Histamin der Einzelne beschwerdefrei verdauen kann, hängt von seiner »individuellen Toleranzgrenze« ab.

Kaum bekannt und doch präsent

Auch wenn Sie womöglich erst nach langer Recherche oder unzähligen Arztbesuchen zur Diagnose »Histaminintoleranz« gekommen sind, so stellt Ihr Krankheitsbild bei Weitem keinen Einzelfall dar: Mit einer Häufigkeit von 2–5 % in der erwachsenen Bevölkerung ist dieser Enzymdefekt alles andere als eine seltene Ausnahmeerscheinung. Das Problem besteht eher darin, dass bislang nur ein kleiner Teil der Betroffenen den wahren Grund für seine Beschwerden kennt. Zwar setzt sich langsam auch bei Allgemeinmedizinern, Allergologen und Gastroenterologen die Erkenntnis durch, dass Histamin für mysteriös anmutende Krankheitsverläufe verantwortlich ist. Doch bis auch der letzte Heilberufler über Ursachen und Auswirkungen der Histaminintoleranz informiert ist, dürfte noch einige Zeit vergehen.

Die Diaminoxidase

Damit der menschliche Organismus nicht mit einem Übermaß an Histamin konfrontiert wird, existieren verschiedene enzymatische Abbaumechanismen, von denen der für die Histaminintoleranz bedeutendste die Diaminoxidase ist. So bezeichnet man das Enzym, welches bereits im Dünndarm das mit der Nahrung zugeführte Histamin abbaut. Liegt im Dünndarm ein Mangel an Diaminoxidase vor, so spricht man von einer Histaminintoleranz. Betroffene verfügen also nicht über genügend Enzyme, um das durch gewöhnliche Lebensmittel aufgenommene Histamin abzubauen. Es kommt so insbesondere im Magen-Darm-Trakt, aber auch in weiteren Organen zu einer Histaminüberlastung. Je größer der Mangel an Diaminoxidase (kurz: DAO) ist, umso niedriger ist die bereits angesprochene »individuelle Toleranzgrenze«. Besonders histaminreiche Speisen können also zu ausgeprägten Symptomen führen und sollten von Betroffenen konsequent gemieden werden.

Überlastung mit Histamin

Was sind andere biogene Amine?

Zusätzlich dazu existieren noch weitere Mechanismen, die zu einer Überlastung des Organismus mit Histamin führen können. So gibt es beispielsweise eine Reihe von Lebensmitteln, die zwar kein Histamin enthalten, dafür aber andere Stoffe aus der Gruppe der biogenen Amine. Sauerkraut ist beispielsweise reich an Cadaverin und Putrescin, Tyramin findet sich in Hefe und Himbeeren, Serotonin in Tomaten und Bananen. In Getreidekeimlingen befinden sich neben dem schon genannten Putrescin auch die Amine Spermidin und Spermin. Beim Verzehr solcher Lebensmittel wird die Diaminoxidase für den Abbau jener Amine »verbraucht« und steht dann nicht mehr für das normale Histaminaufkommen zur Verfügung. Speisen mit hohem Anteil an biogenen Aminen sollten daher nach Möglichkeit ebenfalls gemieden werden.

Was sind Histaminliberatoren?

Auch gibt es Lebensmittel, die imstande sind, das in den Mastzellen des Körpers gebundene Histamin freizusetzen. Man bezeichnet sie daher als Histaminliberatoren (lateinisch: liberare = befreien). Erdbeeren, Tomaten, Zitrusfrüchte, Schalentiere und Hülsenfrüchte zählen zu den typischen Vertretern dieser Speisen. Ähnlich wie bei einer allergischen Reaktion kommt es beim Kontakt mit einem histaminliberierenden Lebensmittel zur spontanen Freisetzung von Histamin, die sich im Verdauungskanal, aber auch auf der Haut, in den Atemwegen und an vielen weiteren Organsystemen äußern kann. Histamin freisetzende Lebensmittel sollten daher von Betroffenen nicht oder nur in geringstem Maße konsumiert werden.

Medikamente und Alkohol

Hohe Histaminkonzentrationen können auch entstehen, wenn der Abbaumechanismus durch bestimmte

Wissen

Angeborene Histaminintoleranz

Der Enzymdefekt kann auch angeboren sein. Diese extrem seltene Form der Histaminintoleranz verursacht eine schwerwiegende Symptomatik und wird daher in der Regel bereits sehr früh diagnostiziert. In der Mehrzahl der Fälle handelt es sich bei der Histaminintoleranz aber um eine langsam zunehmende Unverträglichkeit von gewissen Speisen. Man spricht dann von einer »erworbenen Form«.

Stoffe blockiert wird. So existiert eine Reihe von Medikamentenwirkstoffen, welche die Diaminoxidase vorübergehend hemmen und so quasi eine Histaminintoleranz herbeiführen. Auch Alkohol steht im Ruf, diesen Effekt zu bewirken. Es kann also durchaus passieren, dass Sie durch die Einnahme eines ärztlich verordneten Arzneimittels eine Verstärkung Ihrer Beschwerden erfahren oder unter histaminbedingten Störungen leiden, obwohl Sie nur geringfügig belastete Lebensmittel verzehrt haben. Besonders bei regelmäßig verwendeten Arzneimitteln empfiehlt sich daher eine Abklärung der Wirkung auf die DAO. Eine Aufklärung über die speziellen Nebenwirkungen eines Medikamentes vonseiten des Arztes oder Apothekers sollten Sie hierbei lieber nicht erwarten. Sehr hilfsbereit und auch kompetent hingegen sind die Servicestellen für Patientenanfragen der Arzneimittelhersteller. Die Kontaktadressen finden sich meist im Beipackzettel oder im Onlineauftritt des Anbieters.

Magen-Darm-Beschwerden

Die Diaminoxidase ist in der oberen Schicht der Dünndarmschleimhaut lokalisiert. Aus diesem Grund ist sie sehr empfindlich und kann in ihrer Aktivität durch verschiedene Faktoren beeinträchtigt werden. Insbesondere bei chronisch entzündlichen Darmerkrankungen, aber auch bei vorübergehenden Magen-Darm-Infekten ist die Diaminoxidase Vorgängen unterworfen, welche die Verträglichkeit histaminreicher Speisen beeinträchtigen. Liegen akute Darmbeschwerden vor, so sollte man daher besonders gut verträgliche Lebensmittel auswählen.

Typische Beschwerden

Dass eine Histaminintoleranz bei zahlreichen Betroffenen erst nach Jahren – wenn überhaupt – richtig erkannt wird, hängt auch mit der Vielzahl unspezifischer Symptome zusammen, die keine einheitliche Zuordnung zu einem Krankheitsbild ermöglichen. Anders als bei Krankheiten, bei denen ein klar definiertes Beschwerdebild eine schnelle Diagnose ermöglicht, äußert sich die Histaminintoleranz in einer Reihe von gesundheitlichen Störungen, die von Kopf bis Fuß reichen können. Prinzipiell gilt dabei, dass jeder Mensch ein individuelles Beschwerdebild hat und Symptome in bestimmten Organsystemen auftreten können, aber nicht müssen. Dabei handelt es sich in erster Linie um folgende Beschwerdebilder:

- Magen-Darm-Beschwerden
- Hautreaktionen
- Schwindelgefühl und Benommenheit
- niedriger Blutdruck und die Folgeerscheinungen
- Kopfschmerzen und Migräne
- allergieähnliche Reaktionen der Atemwege
- Menstruationsbeschwerden

Lästige Bauchbeschwerden

Der Hauptauslöser histaminbedingter Symptome liegt in der Zufuhr dieses biogenen Amins durch die Nahrung. Aus diesem Grund sind Störungen im Zusammenhang mit der Funktion von Magen und Darm auch die Leitsymptome einer Histaminintoleranz. Wird Histamin nicht zügig durch die Diaminoxidase abgebaut, so wird der gesamte Verdauungskanal mit einem erhöhten Histaminaufkommen konfrontiert. Hierdurch kann es zu Schleimhautschwellungen und infolgedessen zu erheblichen Beeinträchtigungen einer gesunden Verdauung kommen. Durchfallartige Störungen und diffuse Leibschmerzen sind hierfür typische Anzeichen. Ist die Schmerzwahrnehmung des Darms erhöht, so wie dies bei Reizdarmpatienten meist der Fall ist, dann verspüren Betroffene nach dem Verzehr histaminreicher Speisen und Getränke neben dumpfen Bauchschmerzen auch ein allgemeines Krankheitsgefühl. Diese Befindlichkeitsstörungen können bis zur Ausscheidung des Verursachers durch den Stuhlgang, also ein bis fünf Tage lang andauern. Auch im Magen kann es bei entsprechend veranlagten Personen bereits zu Fehlfunktionen kommen. Histaminreiche Speisen können so bereits unmittelbar nach dem Verzehr Sodbrennen, Übelkeit und sogar Brechreiz auslösen. Nicht zuletzt können histaminreiche Lebensmittel auch krampfartige Bauchschmerzen, Durchfall und Koliken auslösen. Ursache dafür ist die kontrahierende Wirkung von Histamin auf die glatte Muskulatur, von der der gesamte Verdauungskanal umgeben ist. Die Symptome treten auf, wenn sich die an der Verdauungsarbeit beteiligten Muskeln krampfartig zusammenziehen.

Die Haut ist auch betroffen

Das größte Organ des Menschen ist die Haut. Sie ist durchzogen von einem Geflecht aus Blutgefäßen. Histamin verändert die Stabilität dieser Blutgefäße und ermöglicht so das Einströmen von Blutplasma bis in die kleinsten Verästelungen. Im Falle einer Histaminintoleranz macht sich dies besonders bemerkbar durch das Erröten der Wangen nach dem Genuss von Sekt oder Rotwein. Viele Betroffene klagen aber über schwerwiegendere Wirkungen, wie Juckreiz oder Nesselausschlag (Urtikaria). In der Haut, genauer gesagt in den dort befindlichen Mastzellen, ist auch der größte Vorrat körpereigenen Histamins gespeichert. Werden diese durch den Verzehr von histaminliberierenden Lebensmitteln zum Freisetzen des in der Zelle gebundenen Histamins angeregt, so zeigt sich das sehr deutlich beispielsweise durch das Erröten von Gesicht und Dekolleté.

Niedriger Blutdruck

Die stärkere Durchblutung des Gewebes aufgrund einer Histamin-Überlastung hat außerdem zur Folge,

Wissen

Volkskrankheit Migräne

Das Zentralnervensystem wird bei einer Histaminintoleranz ebenfalls in Mitleidenschaft gezogen: Im günstigsten Fall klagen Betroffene lediglich über leichte Kopfschmerzen und Schwindel. Noch belastender sind jedoch schwere Migräneattacken, die in deutlich mehr Fällen auf eine histaminbedingte Ursache zurückzuführen sind als bisher angenommen. Den Zusammenhang zwischen Histaminaufkommen und stark pulsierenden und hämmernden Kopfschmerzen infolge einer Migräne konnte man in Studien leicht durch die Provokation von Migränepatienten mit Histamin nachweisen. Der Konsum histaminreicher Speisen kann Migräne auch bei ansonsten gesunden Menschen herbeiführen oder bei einer bestehenden Migräneerkrankung eine Migräneattacke auslösen und deren Schwere massiv erhöhen.

dass der Blutdruck sinkt. Übelkeit mit Brechreiz, Schwindelgefühl, Herzrasen und Panik sind typische Beschwerden bei niedrigem Blutdruck. Auch Herzrhythmusstörungen und »Herzstolpern« werden mit Histamin in Zusammenhang gebracht sowie die morgendliche Antriebsschwäche mit Benommenheit nach dem Aufstehen.

Husten, Schnupfen und Asthma

Die Auswirkung von Histamin auf Blutgefäße und auf die »glatte Muskulatur« sind auch im Bronchialsystem zu spüren. Die Palette möglicher Beschwerden reicht hierbei von leichtem Husten bis zu schweren asthmatischen Anfällen. Da Betroffene oft einen permanent erhöhten Histaminspiegel im Blut aufweisen, sind häufiges Räuspern oder eine rinnende Nase bis hin zu allergieähnlichem Schnupfen keine Seltenheit. Der Grund ist, dass sich die von Histamineinwirkung besonders betroffenen Schleimhäute und glatte Muskulaturen nicht nur im Magen-Darm-Trakt, sondern auch in Lunge und Nasenraum befinden.

Menstruationsbeschwerden

Die Enzymaktivität der Diaminoxidase ist zu Beginn der Regel gehemmt. Dadurch kommt es zu einer schlechteren Verträglichkeit histaminreicher Speisen. Verstärkte prämenstruelle Beschwerden können die Folgen sein. Betroffene Frauen sind gut beraten, während dieser Zeit besondere Sorgfalt bei der Speisenauswahl walten zu lassen. Ganz anders sieht es während einer Schwangerschaft aus: Ab dem dritten Monat produziert der Körper 300- bis 500-mal so viel DAO wie üblich, um eine durch Histamin ausgelöste Kontraktion des Uterus zu vermeiden und so einen Schwangerschaftsabbruch zu verhindern. Angenehmer Nebeneffekt ist, dass selbst histaminintolerante Frauen während ihrer Schwangerschaft bei Erdbeeren, Tomaten und Schokolade folgenlos zulangen können. Leider nimmt die DAO-Produktion nach der Geburt zügig wieder ab und die ursprüngliche Situation stellt sich wieder ein.

Die Erkrankung erkennen

Leider existiert bislang kein standardisiertes Verfahren zur sicheren Bestimmung einer Histamin-Unverträglichkeit. Aus diesem Grund setzt sich die Diagnose aus mehreren Bestandteilen zusammen. Sie lauten:

- Differenzialdiagnose
- Eliminationsdiät und Provokation
- Labortests

Histaminintoleranz – oder etwas anderes?

Wer unter einer Histamin-Unverträglichkeit leidet, der klagt meist über häufige bis chronische Beschwerden, die über den ganzen Körper verteilt sein können. Allein aus diesem Grund empfiehlt es sich, das Vorliegen von Krankheiten, die ein ähnliches Beschwerdebild hervorrufen können, durch eine sogenannte

Differenzialdiagnose auszuschließen. Zumindest mittels einer Grunduntersuchung sollte sichergestellt werden, dass keine organische Erkrankung übersehen wird. Kommt der behandelnde Mediziner nach gewissenhafter Abklärung zu dem Schluss, dass keine Anzeichen für das Vorliegen einer behandlungsbedürftigen Krankheit vorliegen, so bietet sich im Rahmen der weiteren Diagnostik eine Eliminationsdiät mit anschließender Provokation durch potenziell symptomauslösende Lebensmittel an.

Eliminationsdiät und Provokation

Unter einer Eliminationsdiät versteht man eine Ernährungsform, bei der kritische Lebensmittel für einen bestimmten Zeitraum oder auch lebenslang konsequent gemieden werden. Im Hinblick auf die Histaminintoleranz bedeutet dies, dass Sie für etwa vier Wochen auf alle Ihnen bekannten histaminreichen Speisen, auf histaminfreisetzende Speisen und Arzneimittel sowie auf Lebensmittel mit hohem Anteil an anderen biogenen Aminen verzichten sollten. In den meisten Fällen führt diese Vorgehensweise zum vollständigen Verschwinden der histaminbedingten Beschwerden. Ist man dauerhaft beschwerdefrei, so lassen sich einzelne, als kritisch eingestufte Lebensmittel vorsichtig austesten und können bei guter Verträglichkeit wieder in den Speiseplan aufgenommen werden. Man vermeidet so, dass ernährungsphysiologisch wertvolle Speisen und Getränke, die der Betroffene gut toleriert, aus Angst vor Beschwerden fälschlicherweise gemieden werden.

Zudem ermöglicht diese Vorgehensweise, das Angebot an unbedenklichen Lebensmitteln nach und nach zu erweitern und damit auch die Lebensqualität deutlich zu erhöhen.

Provokationstest

Manche Ärzte und Kliniken bieten auch Provokationstests an, um eine HIT nachzuweisen. Man nimmt dafür eine Tablette mit 50–150 mg Histamin ein und wenige Stunden später werden die Beschwerden erfasst und – mittels Symptom-Scores – ausgewertet. Man führt den Test zweimal durch. Einmal mit einer echten Histamin-Tablette und anschließend mit einem Placebo, also einer Tablette ohne Histamin. Der Patient weiß nicht, welche Tablette er gerade erhält. Aus den Testergebnissen kann der Arzt auf das Vorliegen einer Histaminintoleranz schließen. Allerdings können die Auswirkungen der Tablette nicht mit den Auswirkungen einer üblichen Nahrungsaufnahme verglichen werden. Ob eine derartige Symptom-Provokation zu einer sicheren Diagnose führen kann, ist zweifelhaft.

Laborverfahren

Auch einige Laborwerte können ebenfalls vorsichtige Rückschlüsse auf das Vorliegen einer Histaminintoleranz liefern. Da aber noch keine einheitlichen Bewertungsstandards existieren, ist die Interpretation der Ergebnisse nur erfahrenen Medizinern vorbehalten. So kann beispielsweise ein hoher Histaminspiegel im Blut, Urin oder Stuhl des Patienten auf eine Histaminintoleranz hindeuten. Dieser Wert unterliegt jedoch starken Schwankungen im Tagesablauf. Das Gleiche gilt für die Ermittlung eines Blutwertes, der die Diaminoxidase-Aktivität widerspiegelt. Leider hat auch dieser Laborparameter keine Aussagekraft über die Aktivität der DAO im Dünndarm. Die Ermittlung dieser Laborwerte stellt daher bislang kein sicheres Kriterium für die Diagnose einer Histaminintoleranz dar. Die Vitamine B_6 und C, Magnesium, Zink und Kupfer gelten als Kofaktoren der Diaminoxidase, sie werden also für die Produktion der DAO im Dünndarm benötigt. Lässt sich bei diesen Vitalstoffen ein Mangel im Blutserum nachweisen, so kann dies ein Hinweis auf das Vorliegen einer HIT sein. Allerdings muss bei einer HIT keiner der Werte erniedrigt sein und auch ein niedriger Wert ist nicht automatisch ein Beweis für eine Störung der DAO. Die Bestimmung dieser Vitalstoffe ist also lediglich ein weiterer Puzzlestein bei der Diagnose und angesichts seiner geringen Aussagekraft kaum zu empfehlen.

Die Rolle des Mikrobioms bei Histaminintoleranz

Im menschlichen Darm befindet sich eine Symbiose von Mikroorganismen, die gemeinsam das Mikrobiom (neuer Ausdruck für »Darmflora«) bildet. Die Zusammensetzung des größtenteils aus Bakterien und Pilzen bestehenden Mikrobioms wird hauptsächlich durch Ernährungsfaktoren bestimmt. Jedes Individuum verfügt über eine einzigartige Flora, die allein im Darm bis zu 100 Billionen Bakterien zählt. Im Falle von Nahrungsmittel-Intoleranzen spielt die mikrobielle Besiedelung des Darms eine besondere Rolle. Mikrobenteppich, Darmschleimhaut und Darmwand stellen im gesunden Darm eine intakte Membran dar, die Nährstoffe aufnimmt und Schadstoffe abhält. Ist die Darmflora jedoch durchlässig, greift das Histamin die Darmschleimhaut an und beeinträchtigt ihre Schutzfunktion. Giftstoffe, die üblicherweise von der Darmbarriere abgefangen würden, können dann über den Stoffwechselkreislauf in den Organismus gelangen.

Bei einer Histaminintoleranz sollte das Ziel der täglichen Ernährung nicht nur darin bestehen, Beschwerden zu verringern, sondern auch das Mikrobiom aufzubauen und im Gleichgewicht zu halten. Der Aufbau des Mikrobioms mit hoch dosierten Probiotika zur Abwehr schadhafter Mikroben wird von der Wissenschaft positiv beurteilt. Studien belegen zudem, dass die regelmäßige Einnahme probiotischer Bakterienkulturen bei Nahrungsmittel-Unverträglichkeit, aber auch während und nach der Antibiotika-Einnahme, die Beschwerden lindert und zu einer schnelleren Heilung führt.

Was genau sind Probiotika und Präbiotika?

Probiotika sind bakterielle Lebendkulturen, die sich im Bakterienteppich der Dickdarmflora einnisten. Über probiotische Lebensmittel wie Naturjoghurt oder hoch dosiert als Nahrungsergänzungsmittel (z.B.

Abdigan Kapseln®) können sie zugeführt werden. Eine regelgerechte Darmbesiedelung mit probiotischen Bakterienstämmen spielt eine wesentliche Rolle für das Wohlbefinden bei Histaminintoleranz. Auch bei einer Antibiotikabehandlung können Probiotika die negativen Auswirkungen auf das Mikrobiom mindern, wenn sie während und nach der Therapie eingenommen werden. Antibiotika töten zwar probiotische Bakterien teilweise ab, aber es bleibt ein Rest an »überlebenden« Bakterien, die beim erneuten Aufbau der Darmflora gleich von Anfang an die Darmschleimhaut besiedeln.

Neben Probiotika spielen auch sogenannte Präbiotika eine Rolle. Bei ihnen handelt es sich nicht um Lebendkulturen, sondern um die Nährstoffe, von denen sich die Darmbakterien des Mikrobioms ernähren. Das Zusammenspiel von Pro- und Präbiotika ist eine sensible Balance. Man kann auch Präbiotika durch Ernährung und Ergänzungsmittel gezielt zuführen, allerdings sollte hier sehr auf die Verträglichkeit geachtet werden.

Ernährungs-Tipps

Wichtigster Bestandteil Ihrer Therapie ist die Umstellung der Ernährung auf eine gesunde und abwechslungsreiche Kost. Der Verzehr histaminreicher Speisen sollte dabei auf ein Minimum beschränkt werden. Gleiches gilt für Histaminliberatoren und Lebensmittel mit hohem Anteil an anderen biogenen Aminen. Welche Konsequenzen dies für Ihren Speiseplan haben wird, erfahren Sie auf den folgenden Seiten.

Fisch enthält Histamin-Vorläufer

Fisch ist ein wertvoller Eiweißlieferant und enthält außerdem alle essenziellen Fettsäuren, die der Mensch braucht. Fischfleisch weist jedoch hohe Mengen an Histidin auf. Dieser Stoff kann von bestimmten Bakterien in Histamin umgewandelt werden. Je besser sich die Bakterien vermehren können (warme Temperatur, Säuregrad und Lagerungsdauer), desto mehr Histamin entsteht. Aus diesem Grund sind Fisch und Meeresfrüchte von Menschen mit Histaminintoleranz nur mit besonderer Vorsicht zu genießen.

Nur fangfrische oder TK-Ware verwenden

Fangfrischer Fisch ist noch nahezu histaminfrei und stellt daher kein großes Risiko dar. Wird der Fisch zügig tiefgekühlt und ist eine ununterbrochene Kühlkette sichergestellt, so kann auch der Histamingehalt auf niedrigem Niveau gehalten werden. Roher Fisch muss laut Gesetz in schmelzendem Eis bei maximal +1 bis +2 °C gelagert werden. Bei hohen Tagestemperaturen können diese Werte aber auch deutlich darüber liegen, sodass es zu einem rascheren Verderb kommt. Fischsorten aus warmen Gewässern, zu denen auch der Thunfisch gehört, unterliegen einem größeren Risiko, wenn sie nicht unverzüglich gekühlt werden. Ebenfalls bedenklich sind Fischkonserven und geräucherte, gesalzene oder marinierte Fischsorten.

Tiefkühl-Fischfilet, bei dem der Fisch direkt nach dem Fang filetiert und tiefgefroren wurde und erst bei Zubereitung in Ihrer Pfanne wieder auftaut, dürfte für die meisten Betroffenen also eine relativ sichere Variante sein. Falls Ihre individuelle Toleranzgrenze so niedrig ist, dass Sie selbst einwandfreies Tiefkühl-Fischfilet nicht vertragen, bleibt wohl nichts anderes übrig, als tatsächlich vollständig auf Fisch zu verzichten. Allerdings sollten Sie dann Ihren Bedarf an Omega-3-Fettsäuren durch andere Lebensmittel wie hochwertige Speiseöle, Nüsse und Samen decken.

Fleisch nur ganz frisch verwenden

Fleisch stellt für Menschen mit Histaminintoleranz ebenfalls ein gewisses Risiko dar, weil der hohe Eiweißgehalt die Entstehung von Histamin begünstigt. So kann sich der geringe Histaminanteil von frischem Fleisch im Zuge der Verarbeitung und Lagerung auf ein Vielfaches erhöhen. Besonders bedenklich sind getrocknete, geräucherte und gepökelte Fleisch- und Wurstwaren. Sie können während ihres Reifungsprozesses hohe Histaminkonzentrationen entwickeln und sollten von Betroffenen daher konsequent gemieden werden. Auch tierische Lebensmittel in Konservendosen und Gläsern sind sehr schlecht verträglich, wenn diese nicht gekühlt gelagert werden. Meiden Sie unbedingt zimmerwarme Speisen wie beispielsweise Wiener Würstchen im Glas und Corned Beef aus der Dose. Leberwurst gehört aus einem anderen Grund zu den sehr bedenklichen Speisen: Da Histamin unter anderem in der Leber abgebaut wird, können in diesem Organ extrem hohe Histaminwerte bestehen. Die daraus hergestellte Wurst ist dementsprechend mit Histamin vorbelastet. Der Herstellungsprozess von Streichwürsten begünstigt ebenfalls die Entstehung von Histamin. Sie sollten daher auch auf Sorten wie Tee- oder Mettwurst lieber verzichten.

Hackfleisch und Konserven

Auch Hackfleisch sollte – wenn überhaupt – nur ganz frisch eingekauft und auch unmittelbar verzehrt werden. Seine durch die Zerkleinerung stark vergrößerte Kontaktfläche zum Sauerstoff der Luft beschleunigt den Verderb der Ware um ein Vielfaches. Leider gehen auch nicht alle Anbieter mit Hackfleischwaren so verantwortlich um, wie sie es vom Gesetz her eigentlich sollten.

Achten Sie beim Einkauf in der Metzgerei unbedingt auf die Frische der angebotenen Waren und scheuen Sie sich nicht, im Zweifel kritisch nachzufragen. Wenn Sie bei Hackfleisch auf Nummer sicher gehen möchten, dann stellen Sie es doch einfach selbst her. Verwenden Sie dazu frisches, sehnenarmes Muskelfleisch von Rind und Schwein. Das fertige Gericht sollte direkt verzehrt werden. Wärmen Sie Hackfleischspeisen niemals ein zweites Mal auf und bewahren Sie keine Reste im Kühlschrank auf.

Tiefgekühltes Fleisch ist auch okay

Gering verarbeitete, tiefgekühlte Fleischwaren hingegen sind heutzutage dank einwandfreier Produktionsmethoden zu empfehlen. Dies gilt allerdings nicht für Form- bzw. Klebefleisch, das aus kleineren Fleischstücken, zum Beispiel zu einem panierten Filet oder zu Nuggets, zusammengeklebt wurde. Mittlerweile müssen diese Produkte mit einem Hinweis wie »Formfleisch – Aus Fleischstücken zusammengesetzt« gekennzeichnet werden. Allerdings kann diese Pflichtangabe durch einen hinreichend hohen Fleischanteil leicht umgangen werden. Achten Sie in der Zutatenliste auf hohen Fleischanteil und wenige Verarbeitungsstufen und schauen Sie genau hin, ob es sich um zusammengefügte Fleischstücke handelt. Auch zu Hause können Sie die Entstehung von Histamin in tierischen Lebensmitteln durch Einfrieren verlangsamen. Achten Sie bei Fleisch und Wurst stets auf eine ununterbrochene Kühlkette und verpacken Sie angebrochene Waren möglichst luftdicht, allerdings nicht in der Verkaufspackung, sondern im eigenen Behälter.

Histaminbombe: lange gereifter Käse

Frische und pasteurisierte Milch sowie alle Milchprodukte, die keine Reifezeit benötigen, wie Frischkäse, Cottage Cheese, Quark und Joghurt, sind nahezu unbedenklich. Anders sieht es bei Käse aus, der einen langen Reifeprozess durchläuft. Prinzipiell gilt: Je älter ein Käse ist, umso höher ist sein Histamingehalt. Empfehlenswert sind zum Beispiel junger Gouda oder Butterkäse. Mittelalte und alte Sorten wie Edamer, Emmentaler oder Parmesan sollten im Falle einer Histaminintoleranz aber streng gemieden werden, da sie teils extrem hohe Histaminwerte aufweisen können. Gleiches gilt für Rohmilch (Bakterienbelastung) und daraus gefertigte Milchprodukte, die Sie meiden sollten. Entfernen Sie auch großzügig die dunklen Ränder am Käse, da sich dort besonders hohe Histaminkonzentrationen verbergen.

Bedenken Sie bei Milchprodukten auch, dass sie im Kühlregal und auch im heimischen Kühlschrank »nachreifen« und so mit jedem Tag der Lagerung ihr Histamingehalt zunimmt. Achten Sie daher wie bei den Fleischwaren auf Frische und eine ununterbrochene Kühlkette. Verschließen Sie angebrochene Packungen sorgfältig und bewahren Sie Milchprodukte nicht unnötig lange auf.

Essen Sie reichlich Obst und Gemüse

Fast alle Obst- und Gemüsesorten sind bei Histaminintoleranz unproblematisch und können bedenkenlos verzehrt werden. Es gibt jedoch einige Sorten, die Histamin oder andere biogene Amine in relevanten Konzentrationen enthalten, wobei die Letzteren die Diaminoxidase in Konkurrenz zu Histamin beanspruchen. Zusätzlich wirken einige noch als Histaminliberatoren. Daher machen einige Betroffene die Erfahrung, dass sie Sauerkraut, Spinat, Tomaten, Avocado, Auberginen, Erdbeeren, Zitrusfrüchte, Ananas, Kiwi, Pflaumen, Bananen, Birnen, Himbeeren oder Papaya schlecht vertragen. Natürlich hängt dies einerseits von der Menge ab, die verzehrt wird, und andererseits von der individuellen Verträglichkeit. Außerdem hängt die Verträglichkeit davon ab, wie Ihre Verfassung ist (Heuschnupfenzeit, Magen-Darm-Beschwerden, prämenstruelle Phase, Wechseljahre etc.) und was Sie sonst noch essen. Aufgrund dieser vielen Unwägbarkeiten kann man also nur raten, möglicherweise kritische Lebensmittel mit Vorsicht und nur in kleinen Mengen auszutesten. Wenn Sie dann feststellen, dass Sie bestimmte »kritische Lebensmittel« gut vertragen, besteht keine Veranlassung, weiter darauf zu verzichten, insbesondere dann nicht, wenn es sich um nährstoffreiche, hochwertige Speisen handelt.

Essig

Essig und in Essig eingelegte Lebensmittel werden von einigen Betroffenen nicht gut vertragen. Die Histaminkonzentration ist mit bis zu maximal 4 mg/l bei Rotweinessig allerdings vergleichsweise gering. Apfelessig enthält 0,02 mg Histamin/l und Tafelessig 0,5 mg Histamin/l. Möglicherweise sind hier also – ähnlich wie beim Alkohol – andere Mechanismen am Werk, die die Verträglichkeit beeinflussen. Es gilt also auch hier: Während der Eliminationsdiät vorsichtshalber meiden und danach, falls gewünscht, vorsichtig austesten. Zur Salatzubereitung bietet sich beispielsweise ein Sprühzerstäuber an (für Essig und Öl im Handel erhältlich); damit verwenden Sie nur kleine Essigmengen, der Salat erhält aber dennoch den typischen Geschmack. Einige Weingüter haben sich auf die Herstellung histaminarmer Wein- und Essigsorten spezialisiert und bieten diese auch per Versand europaweit an. Unter dem Suchbegriff »Essig histaminfrei« findet man im Internet Anbieter von histaminarm gezüchteten Rot- und Weißweinen sowie von Essigsorten speziell für Histaminbetroffene. Zwar dürfen diese aus rechtlichen Gründen nicht als »histaminfrei« bezeichnet werden, jedoch werden alle Abfüllungen auf ihren Gehalt an Histamin (und teils auch Fructose, Sorbit, Glukose und Schwefel) geprüft und entsprechend gekennzeichnet.

Sojaprodukte sind ungeeignet

Sojaprodukte scheinen für Menschen mit Histaminintoleranz nicht gut geeignet zu sein. Insbesondere Sojasauce (4–240 mg Histamin/l) und Miso (5–320 mg Histamin/l) sind hier zu nennen. Auch sämtliche Tofuprodukte, Sojamilch und Joghurt aus Soja sind leider schlecht bekömmlich und stellen somit keine Alternative zu tierischen Produkten dar.

Was ist mit Backwaren?

Wenn Betroffene die Erfahrung machen, dass sie Brote oder Backwaren aus Hefeteig schlecht vertragen, liegt das wohl nicht – wie früher vermutet – daran, dass die Hefe selbst histaminbelastet ist, sondern daran, dass während der Verarbeitung des Hefeteiges Histamin entsteht. Denn Hefe enthält den Histamin-Vorläufer Histidin. Bestimmte Bakterien können Histidin zu Histamin umwandeln. Wenn diese Bakterien in den Teig gelangen, haben sie beim Aufgehen des Hefeteiges ideale Wachstumsbedingungen, sodass durchaus beschwerdeauslösende Histaminkonzentrationen entstehen könnten. Daher können hefefreie Brote und Backwaren, die bei langer Teigführung aus Backferment oder Sauerteig hergestellt wurden, eine sinnvolle Alternative sein.

Sauerteig und Backferment als Alternative

So gibt es zum Beispiel einige Brotsorten, die gänzlich ohne Hefe auskommen. Sie werden mit Sauerteig oder Backferment hergestellt und sind als Dinkelbrot, Roggenbrötchen und in vielen anderen Variationen meist bei Biobäckereien, in Naturkostläden und im Allergiker-Spezialhandel erhältlich. Auch kommen einige Knäckebrotsorten und – je nach Zubereitung – auch Blätterteig ohne Hefe aus. Angesichts der enormen Bedeutung von Brot und Backwaren in unserer Ernährung erscheint es wenig sinnvoll, sie gänzlich vom Speiseplan zu streichen. Hinzu kommt, dass geringste Mengen an Histamin von Betroffenen durchaus toleriert werden. Ersetzen Sie also da, wo es möglich ist, Backwaren aus Hefeteig durch hefefreie Sorten, wenn Sie vermuten, dass Sie Hefegebäck schlecht vertragen.

Convenience Food und Fast Food

Prinzipiell kann man davon ausgehen, dass die Hersteller moderner Nahrungsmittel stets um eine Minimierung der Histaminentwicklung bemüht sind. Man verlängert so die Haltbarkeit der Speisen und schafft die Voraussetzung für deren Handelseignung. In einigen Fällen ist dies allerdings nur bedingt möglich. Besonders kritisch anzusehen sind Lebensmittel mit tierischen Bestandteilen, die konserviert und nicht gekühlt im Handel erhältlich sind. Meiden Sie daher jede Art von Fertigprodukten mit Bestandteilen aus Fleisch und Milch sowie deren Extrakte (z. B. Suppen,

Rinderbrühe, Würstchen, Fertigmenüs), die nicht frisch im Kühlregal aufbewahrt werden.

Möglichst wenige Zusatzstoffe

Kaum ein Fertigmenü kommt darüber hinaus ohne den Zusatz von Hefeextrakt aus. Da dieses Würzmittel jedoch unter Umständen histaminbelastet ist, sind Speisen der Kategorie Convenience und Fast Food ohnehin nur bedingt geeignet. Gleiches gilt für den Zusatz von Essig, Tomaten(mark) und diversen anderen Zutaten, die als histaminreich oder histaminfreisetzend bekannt sind. Diverse Konservierungsstoffe wie Sorbinsäure (E 200) und Benzoesäure (E 210) zählen zu den Histaminliberatoren, ebenso Farbstoffe wie Tartrazin (E 102) und Chinolingelb (E 104), außerdem Nitrate und Glutamate. Ernähren Sie sich daher so konsequent wie möglich von frischen, selbst zubereiteten Speisen und greifen Sie nur in Ausnahmefällen auf Fertiggerichte zurück. Meiden Sie ungekühlte Lebensmittel mit tierischen Bestandteilen und kaufen Sie nur zubereitete Speisen, die hinsichtlich der Lagerung, der Kühlung und der Zutaten einen unbedenklichen Eindruck machen.

Achten Sie beim Blick auf die Zutatenliste auf kritische Bestandteile und bevorzugen Sie Fertigware mit natürlichen Zutaten und wenigen Hilfsstoffen. Möchten Sie eine ununterbrochene Kühlkette sicherstellen, so sollten Sie Ihre Einkäufe in einer Kühltasche mit nach Hause nehmen (vor allem zur warmen Jahreszeit oder bei langen Anfahrtswegen).

Alkohol? Nein danke!

Alkoholische Getränke, insbesondere Rotwein, sind am häufigsten Auslöser von Beschwerden. Die Histaminkonzentration ist dabei vergleichsweise gering: Es werden Werte von 0,005–20 mg/l angegeben, dabei erreicht Rotwein regelmäßig die höchsten Werte. Allerdings haben Alkoholika daneben noch vielfältige andere negative Eigenschaften: Alkohol weitet die Gefäße und erhöht die Permeabilität (Durchlässigkeit) der Darmwand für Histamin. Dadurch gelangt das Histamin aus der Nahrung – beispielsweise bei der Kombination von Käse und Rotwein – verstärkt ins Blut. Alkohol soll auch als Histaminliberator fungieren, also das in den Körperzellen befindliche Histamin freisetzen. Außerdem tritt durch Flüssigkeiten eine höhere örtliche Belastung des Dünndarms auf, wodurch das histaminabbauende Enzym schnell überfordert wird. Ob Alkohol oder sein Abbauprodukt Acetaldehyd zusätzlich noch die DAO – also das histaminabbauende Enzym – selbst hemmt, ist unsicher. Regelmäßiger Alkoholkonsum beeinflusst bereits in geringer Konzentration durch direkten Kontakt die Dünndarmschleimhaut und trägt so zur Verringerung der dort lokalisierten DAO-Enzyme bei.

Insgesamt scheinen Rotwein und obergärige Biersorten (Weizenbier, Alt oder Kölsch) am häufigsten zu Beschwerden zu führen. Weißwein (0,005–0,1 mg Histamin/l), klare Spirituosen und untergärige Biersorten scheinen verträglicher – im Hinblick auf die Histaminintoleranz – zu sein. Während Sie gerade die Verträglichkeit von Lebensmitteln austesten, sollten alkoholische Getränke aufgrund ihrer vielfältigen Wirkung tabu sein. Am einfachsten wäre es, auch langfristig darauf zu verzichten, aber das muss natürlich jedem selbst überlassen bleiben. Alle Weinliebhaber finden hinten in diesem Buch (Seite 141) eine Auswahl an Anbietern für ein »histaminfreies Weinsortiment«.

Nicht alkoholische Getränke

Bei den nicht alkoholischen Getränken gibt es nur geringe Beschränkungen hinsichtlich ihrer Eignung bei Histaminintoleranz. Wasser, alle Tees (bis auf Schwarztee) und Fruchtsäfte werden gut vertragen. Lediglich Säfte von Tomaten, Erdbeeren und Sauerkraut sind nicht empfehlenswert. Für Saft aus den anderen bedenklichen Obst- und Gemüsesorten ist vorsichtiges Austesten anzuraten. Sojagetränke könnten problematisch sein. Kakao und heiße Schokolade sollten aufgrund ihres hohen Gehaltes an biogenen Aminen mit Vorsicht genossen werden. Kaffee könnte durch seinen Koffeingehalt eine bestehende Symptomatik verstärken und bedarf daher der Austestung. Gleiches gilt für schwarzen und grünen Tee.

Wissen

Vitaminpräparat

Aus Studien weiß man, dass die meisten HIT-Patienten einen Mangel an den DAO-Koenzymen Vitamin B_6 oder Vitamin C aufweisen. Durch mehrwöchige Zufuhr konnte die Histamin-Verträglichkeit deutlich verbessert werden. Auch Zink, Kupfer und Magnesium zählen zu den Koenzymen der DAO. Liegt bei einem dieser Vitalstoffe ein Mangel vor, so kann dies die Verträglichkeit von Histamin beeinträchtigen. Im Apothekenhandel ist ein Kombipräparat namens Betadianin erhältlich, das speziell für HIT-Patienten konzipiert wurde. Es handelt sich um eine Nahrungsergänzung mit den Vitaminen B_6 und C, Zink, Kupfer und Magnesium in Kapselform, die rezeptfrei erhältlich ist.

Ungeeignete Arzneimittel

Viele Medikamentenwirkstoffe, davon einige frei verkäufliche Sorten, sind als Diaminoxidase-Hemmer bekannt. Andere wiederum fördern die Freisetzung von Histamin. Falls Sie gezwungen sind, eines dieser Arzneimittel zu verwenden, so sollten Sie Ihren Arzt nach Alternativpräparaten befragen oder den Nutzen kritisch abwägen. Setzen Sie jedoch niemals ohne Rücksprache mit dem behandelnden Mediziner ein verordnetes Medikament ab. Im Zweifel oder bei Verdacht sprechen Sie Ihren Arzt auf Nebenwirkungen an und befragen Sie ihn nach histaminliberierender oder diaminoxidasehemmender Wirkung eines Präparates.

Zu den kritischen Medikamentenwirkstoffen gehören zum Beispiel Metoclopramid (Magen-Darm-Therapeutikum), Acetylcystein, Codein und Ambroxol (Schleimlöser), Metamizol (Schmerzmittel), Barbitursäure (Schlafmittel) oder auch diverse Antibiotika, Antirheumatika und Antidepressiva.

Richtig einkaufen

Um die Eignung eines Lebensmittels bei Histaminintoleranz einzuschätzen, bedarf es eines genauen Blickes auf die Zutatenliste. Sie verrät, aus welchen Zutaten ein Produkt besteht. Die Lebensmittel-Zutatenverordnung schreibt für fast alle Fertigpackungen Pflichtangaben für dieses Zutatenverzeichnis vor. Für den Verbraucher ist es wichtig zu wissen, dass die Nennung der Zutaten in absteigender Reihenfolge erfolgt. Das Lebensmittel mit dem größten Anteil an der Gesamtmenge steht also an erster Stelle. Befinden sich bekannte Histaminquellen unter den Zutaten, so suchen Sie lieber nach unbedenklichen Alternativen. Gleiches gilt natürlich auch für die Gruppe der Histaminliberatoren.

Der Begriff »Histamin« ist auf keiner Zutatenliste zu finden. Da sich der Histamingehalt eines Lebensmittels vom Tag seiner Herstellung bis zum Verbrauch kontinuierlich verändert, wäre diese Angabe nicht sinnvoll. Zudem ist Histamin keine Zutat im üblichen Sinn. Als Verbraucher ist man darauf angewiesen, die Eignung einer Speise anhand anderer Kriterien einzuschätzen. Mit der entsprechenden Vorkenntnis und ein wenig Übung sollte dies aber leicht gelingen.

Wo kaufe ich am besten ein?

Gesund und natürlich einzukaufen bedeutet nicht unbedingt, histaminfreie Waren zu erstehen. Vielleicht erwarten Sie an dieser Stelle den Rat, nur in Bio- und Reformkostläden einzukaufen. Doch leider ist eine ökologische, tierschutzgerechte und verbraucherfreundliche Herstellung von Lebensmitteln kein Kriterium für die Eignung bei Histaminintoleranz. Besonders die hochmodernen Hygienebedingungen sprechen eher für Massenware aus dem Supermarkt. Kurze Vertriebswege sowie ununterbrochene Kühl- und Tiefkühlketten sind ebenfalls ein Argument für den modernen Lebensmittelhandel. Ansonsten gelten für Naturkost wie auch für Massenware die gleichen Kriterien: je frischer, umso besser. Und: je weniger Zusatzstoffe, umso unbedenklicher. Seien Sie besonders kritisch bei tierischen Lebensmitteln, die – wie in einer Metzgerei – offen gelagert werden. Haben Sie die geringsten Zweifel an der Frische der angebotenen Ware oder stellen Sie hygienische Mängel fest, so meiden Sie diese Händler.

Zusätzlicher Einkaufstag

Bereiten Sie Ihre Speisen immer möglichst frisch zu. Es lohnt sich, häufiger einzukaufen und Lebensmittel zügig zu verbrauchen. Planen Sie dazu, falls nötig, einen zusätzlichen Einkaufstag pro Woche ein. Das Zubereiten von verträglichen Speisen und Getränken sollten Sie zu einer Ihrer Lieblingsbeschäftigungen werden lassen. Bedenken Sie, dass nicht nur der

Verzehr von Speisen, sondern auch deren sorgfältige Auswahl und Zubereitung viel Freude und Abwechslung bereiten und auch ein gemeinschaftliches Ereignis darstellen können. Über die Frage, ob bequemes und schnelles Essen für gesunde Menschen einen echten Vorteil darstellt, scheiden sich die Geister. Auf jeden Fall bietet der Handel Fast und Convenience Food in immer reichhaltigerer Auswahl. Ihre Vorteile liegen auf der Hand: Zeitersparnis, Bequemlichkeit und verbrauchsgerechte Portionen. Schwerwiegender scheinen aber die Nachteile, auch für Personen ohne Histaminintoleranz: einseitige Ernährung, Vitaminverluste, Zutaten, die nur aus produktionstechnischen Gründen beigefügt werden oder um die Haltbarkeit zu verlängern, erhöhtes Müllaufkommen und der schleichende Verlust von Kochkünsten und Geschmackswahrnehmung. Fast und Convenience Food sind bei Histaminintoleranz nur als Notlösung anzusehen.

Wichtige Fragen und Antworten

Ich finde ein Produkt, das ich kaufen möchte, nicht in den Listen. Woran liegt das? Leider können nicht alle im deutschsprachigen Einzelhandel erhältlichen Lebensmittel in diesem Buch gelistet werden, weil das Sortiment zu riesig ist. Es existieren zahlreiche Handelsketten mit Supermärkten, Discountern und Reformhäusern. Daneben gibt es Biomärkte, Bäckereien, Metzger, Getränkehändler und diverse Spezialitätenanbieter. Das Sortiment unterscheidet sich zudem auch regional. Die in diesem Buch aufgeführten Pro-

Wissen

Zusatzstoffe und E-Nummern

Zusatzstoffe werden in industriell gefertigte Produkte eingebracht, um den Geschmack zu verbessern, Haltbarkeit und Aussehen zu beeinflussen oder die Verarbeitung zu erleichtern. Sie sind in folgende Klassen unterteilt: Süßungsmittel, Farbstoffe, Konservierungsstoffe, Antioxidationsmittel, Trägerstoffe, Säuerungsmittel, Säureregulatoren, Trennmittel, Schaumverhüter, Füllstoffe, Emulgatoren, Schmelzsalze, Festigungsmittel, Geschmacksverstärker, Schaummittel, Geliermittel, Überzugsmittel, Feuchthaltemittel, modifizierte Stärken, Packgase, Treibgase, Backtriebmittel, Komplexbildner, Stabilisatoren, Verdickungsmittel, Mehlbehandlungsmittel, Kontrastverstärker. Die E-Kennzeichnung eines Lebensmittelzusatzstoffes bedeutet, dass er auf seine gesundheitliche Unbedenklichkeit hin geprüft wurde und europaweit zugelassen ist, sodass Zusatzstoffe grundsätzlich nicht gesundheitsschädlich sein dürfen. Einige von ihnen haben jedoch den Ruf, bei Allergikern und prädisponierten Menschen als Histaminliberatoren zu fungieren. Im Falle einer Histaminintoleranz kann man deshalb nur raten, die Zufuhr von lebensmitteltechnologischen Hilfsstoffen zu minimieren und Lebensmittel zu bevorzugen, die aus möglichst wenigen Bestandteilen zusammengesetzt sind.

dukte spiegeln die beim Endverbraucher beliebtesten und bekanntesten Lebensmittel wider und decken – so gut das möglich ist – stellvertretend fast das gesamte verfügbare Sortiment ab. Sollte Ihr gesuchtes Produkt einmal nicht dabei sein, so helfen Ihnen die vor jeder Liste erläuterten Bewertungskriterien sicher weiter.

Warum machen die Hersteller keine Angaben zum Histamingehalt? Weil dies keine feststehende Größe ist. Der Histamingehalt eines eiweißhaltigen Produkts kann sich stark ändern: abhängig von Temperatur, Dauer und weiteren Bedingungen der Lagerung sowie möglichen bakteriellen Verunreinigungen. Histamin entsteht vor allem bei Lebensmittellagerung bzw. -verderb (Fisch, Fleisch) und bei der Reifung bestimmter Lebensmittel wie Käse und Salami.

Wovon hängt die individuelle Toleranzgrenze ab? Wie viel Histamin Sie beschwerdefrei vertragen, hängt zunächst von der Menge an Diaminoxidase im Dünndarm ab; also des Enzyms, das für den Histaminabbau sorgt. Aber es hängt grundsätzlich auch noch von vielen weiteren Einflussfaktoren ab; daher ist die Vorstellung einer feststehenden Toleranzgrenze, die sich mit einem exakten Wert beziffern ließe, nicht richtig. Einige Faktoren sind z. B. Darmgesundheit, bei Frauen die hormonelle Situation, weitere verzehrte Lebensmittel, Alkoholkonsum, Medikamenteneinnahme, Ihre gesundheitliche Situation etc. Falls Sie unter Heuschnupfen leiden, vertragen Sie während der Pollenzeit viel weniger histaminhaltige Lebensmittel als sonst, weil Ihr Körper ohnehin mit Histamin »überflutet« wird. Nehmen Sie Antihistaminika ein, kann das die Verträglichkeit verbessern usw. Sie werden also nicht umhinkommen, auch ein Gefühl für Ihre persönlichen Einflussfaktoren zu entwickeln.

Muss ich mich lebenslang histaminfrei ernähren? Nein, das müssen Sie nicht! Das wäre auch nicht praktikabel. Nach einer Karenzphase, in der Sie die Histaminbelastung durch Lebensmittel, so weit es geht, reduzieren (damit Ihr beschwerdegeplagter Darm sich erholen kann), können Sie nach und nach testen, welche Lebensmittel Sie in welchen Mengen vertragen. Bitte bedenken Sie dabei, dass Ihre individuelle Verträglichkeit variabel ist. Wichtig ist auch, mögliche weitere Lebensmittel-Unverträglichkeiten (z. B. von Milchzucker und/oder Fruchtzucker) zu erkennen und die Lebensmittelauswahl entsprechend anzupassen. Mit einer verbesserten Darmgesundheit steigt auch wieder die Verträglichkeit.

Wie kommt die Lebensmittelbewertung zustande?
Die Kriterien variieren je nach Lebensmittelgruppe und werden daher zu Beginn jedes Kapitels erläutert. Bei Obst ist z. B. weniger der Histamingehalt von Bedeutung. Dafür gibt es Sorten mit konkurrierenden biogenen Aminen, die ebenfalls durch die DAO abgebaut werden müssen, und auch solche, die histaminfreisetzend wirken. Anders verhält es sich z. B. bei Fleischwaren: Hier spielt der Frischegrad eine erhebliche Rolle. Zudem sind Art und Weise der Zubereitung, Kühlkette und -stufe, Verarbeitungsstufe, der Zustand und das verwendete Rohmaterial sowie eingebrachte Zusatzstoffe die entscheidenden Kriterien für die Empfehlung.

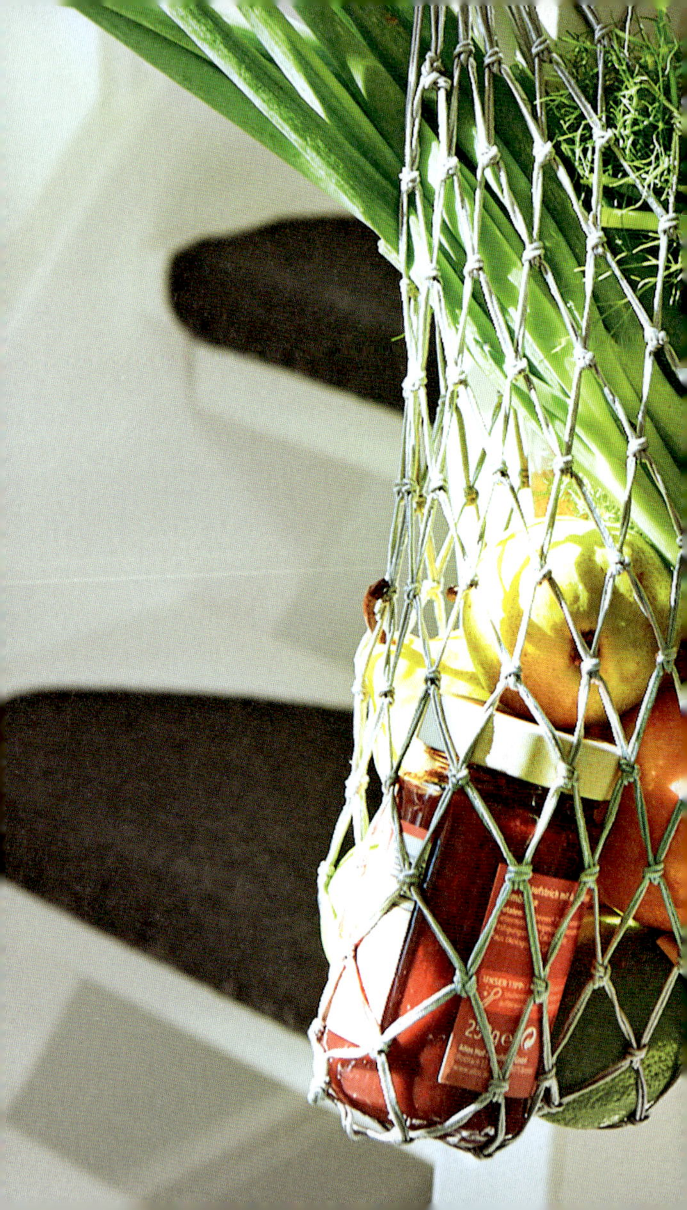

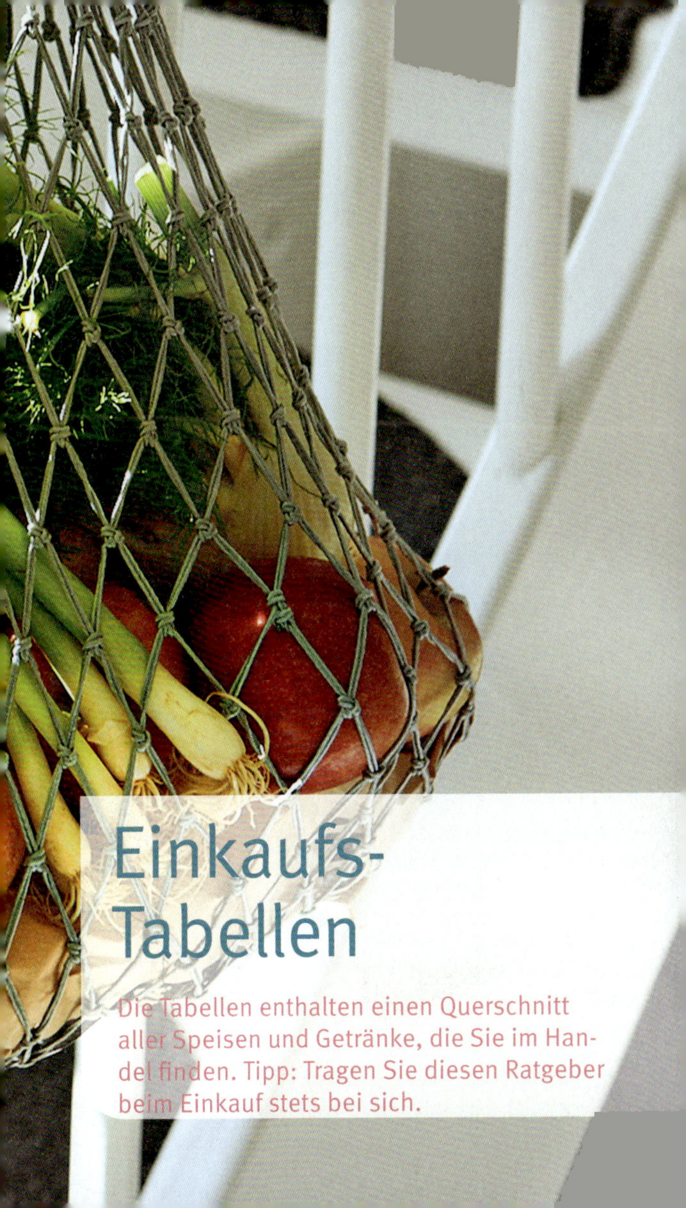

Einkaufs-Tabellen

Die Tabellen enthalten einen Querschnitt aller Speisen und Getränke, die Sie im Handel finden. Tipp: Tragen Sie diesen Ratgeber beim Einkauf stets bei sich.

So lesen Sie die Tabellen

Die in den folgenden Tabellen aufgeführten Produkte finden Sie in Supermärkten, Reformhäusern und Bioläden. Natürlich kann in diesem Buch nur eine kleine Auswahl aller verfügbaren Lebensmittel dargestellt werden. Es wurde darauf geachtet, möglichst »gängige« und bekannte Lebensmittel zu bewerten, wobei auch die Auskunftsbereitschaft der Hersteller naturgemäß eine maßgebliche Rolle spielt. Einige haben bereitwillig kooperiert, andere nicht.

Jedes Lebensmittel wurde hinsichtlich seiner Eignung bei Histaminintoleranz einer genauen Betrachtung unterzogen und in folgende Kategorien unterteilt:

▲ = sehr empfehlenswert
▶ = eingeschränkt empfehlenswert
▼ = eher nicht empfehlenswert

Die Beurteilungskriterien hängen von unterschiedlichen Faktoren ab und werden eingangs jeder Warengruppe erläutert. Natürlich können weder die Nahrungsmittel-Hersteller noch der Verfasser dieses Buches eine Garantie bezüglich der Verträglichkeit abgeben, da zu viele Unwägbarkeiten im Spiel sind.

Wie bereits erwähnt, sollten besonders Menschen mit einer schweren Form der Intoleranz die Verträglichkeit behutsam austesten. Aber gerade die in diesem Buch aufgeführten Anbieter sind für das Thema Histaminintoleranz sensibilisiert und bemühen sich, Waren so frisch und verträglich wie möglich auf den Markt zu bringen.

Fleisch- und Wurstwaren

Wie Sie wissen, hängt die Verträglichkeit tierischer Lebensmittel zu einem Großteil von ihrem Frischegrad ab. Generelle Empfehlungen hinsichtlich der Eignung eines Produktes gestalten sich daher gerade bei dieser Warengruppe schwierig. Die hier verwendeten Beurteilungskriterien für Fleisch- und Wurstwaren sollten auch für Ihren nächsten Einkauf Berücksichtigung finden. Sie lauten:

- verwendetes Rohmaterial (Leber, Hüfte etc.)
- Zustand (z. B. am Stück, geschnitten, gehackt, püriert)
- Verarbeitungsstufe (roh, mariniert, paniert etc.)
- Kühlstufe (keine Kühlung, gekühlt, Gefriergut)
- Verwendung von Zusatzstoffen
- Zubereitung (natur, weiterverarbeitet)

Fleischwaren

Bewertung	Lebensmittel	Hersteller
▶	2 XXL Hähnchen-Schnitzel	Wiesenhof
▼	3 Willies, Original oder extra scharf	Hareico
▼	4 Wiener, ungekühlt	Hareico
▶	Alm-Burger vegan	Topas GmbH
▶	Alm-Knacker vegan	Topas GmbH
▶	Balkan-Röllchen (Cevapcici)	bofrost
▲	Barbarie Entenbrustfilet	Prim's
▼	Bärchen SchlaWiener	Reinert
▶	Bauern-Knacker vegan	Topas GmbH
▶	Bauernbratwurst, dunkel, geräuchert	H. Gugel GmbH
▶	Bio Mini-Rostbratwürstchen 5er	BioLust
▶	Bio Rostbratwurst grob 5er	BioLust
▼	Bio wie Brat-Würstchen vegan	Heirler
▶	Block Burger Uckermärker	Block House
▼	Bockwurst	Ludwigsluster
▶	Brat-Mix vegan	Topas GmbH
▶	Bratmaxe 5er	Meica
▶	Bratwurst vegan	Topas GmbH
▶	Bratwurst, herzhaft und würzig	Hareico
▶	Bruzzler Geflügel Bratwurst	Wiesenhof
▶	Cevapcici	Omega Sorg GmbH
▶	Chicken Chips	bofrost
▶	Chicken Hawaii	bofrost
▶	Chicken Nuggets im Backteig	iglo GmbH
▶	Chicken Wings	bofrost

Bewertung	Lebensmittel	Hersteller
▶	Chorizo Bratwurst vegan	Topas GmbH
▶	Curry vegan	Topas GmbH
▼	Currywurst	bofrost
▼	Delikatess Wiener Würstchen	Höll
▶	Die extra Feine – Geflügelbratwurst	Gutfried
▶	Döner vegan	Topas GmbH
▶	Emmentaler Käsebockwurst	H. Gugel GmbH
▼	Wiener: alle Sorten	Hareico
▶	Fischburger	Tiko
▶	Fleischklößchen	bofrost
▶	Formfleisch-Schweineschnitzel	bofrost
▶	Frikadellen 100 % Geflügel	Rügenwalder Mühle
▶	Frikadellen nach »Hausfrauen-Art«	bofrost
▶	Ganze Schenkel vom Hähnchen	bofrost
▶	Geflügel-Wiener	Gutfried
▶	Geflügelfleischklößchen	Tulip
▶	Gelbwurst (Schrägschnitt)	H. Gugel GmbH
▶	Gokkelchen	bofrost
▶	Green Piece vegan	Topas GmbH
▶	Grillbratwurst	Hareico
▶	Gyros vegan	Topas GmbH
▶	Hähnchen Cordon bleu	bofrost
▶	Hähnchen-Brustfilet	bofrost
▲	Hähnchen-Brustfilets, naturbelassen	bofrost

Bewertung	Lebensmittel	Hersteller
▶	Hähnchen-Brustfiletstücke	bofrost
▲	Hähnchen-Cordon-Bleu	Omega
▶	Hähnchen-Nuggets paniert	Omega
▲	Hähnchen-Spießli	bofrost
▲	Hähnchenbrustfilets	Omega
▲	Hähnchenschenkel tiefgefroren	Wiesenhof
▶	Hausmacher Stadtwurst	H. Gugel GmbH
▶	Kalbsrücken-Medaillons, mariniert	bofrost
▶	Käsekrainer	H. Gugel GmbH
▶	Käsewürstchen	H. Gugel GmbH
▶	Kassler 2.0 vegan	Topas GmbH
▶	Kebab Natur vegan	Topas GmbH
▲	Knusper-Hähnchen im Backteig	iglo
▶	Köttbullar Geflügel	Dafgårds
▶	Köttbullar Rind + Schwein	Familjen Dafgård
▶	La Rossa Wurst vegan	Topas GmbH
▶	Markklößchen	bofrost
▶	Merguez Wurst vegan	Topas GmbH
▼	Mini Frikadellen	Weight Watchers
▼	Mini-Frikadellen mit Schwein+Rind	Hoppe
▶	Mini-Krakauer	bofrost
▶	Mühlen Frikadellen klassisch	Rügenwalder Mühle
▼	Münchener Weißwurst	bofrost

Bewertung	Lebensmittel	Hersteller
▶	Nürnberger Bratwurstschnecken	Schlütter's Echte
▶	Nürnberger Rostbratwürstl	bofrost
▶	Orig. Bay. Kalbskäse, fein, ofengeb.	H. Gugel GmbH
▶	Paprikawürstchen	H. Gugel GmbH
▶	Party-Frikadellen	bofrost
▶	Partyschnitzel Wiener Art	bofrost
▶	Pfefferwürstchen	H. Gugel GmbH
▶	Pizza-Leberkäse, ofengeb.	H. Gugel GmbH
▶	Regensburger grobe Knacker	H. Gugel GmbH
▶	Rinderhackfleisch tiefgefroren	Ludwigsluster
▲	Rindsgulasch	bofrost
▶	Rosmarin-Roulade vegan	Topas GmbH
▶	Rote Griller	Höll
▶	Schinkenwürstchen	Hareico
▶	Schweinefilet-Medaillons, mariniert	bofrost
▶	Seitan-Medaillons vegan	Topas GmbH
▼	Slow Cooked Pulled Pork Barbeque	Tulip
▶	Spare Ribs Texas BBQ	bofrost
▼	Thuringen Wurst vegan	Topas GmbH
▼	Traditions-Seitan vegan	Topas GmbH
▼	Vegetarische Bratwurst	Garden Gourmet
▶	Virginia Steak vegan	Topas GmbH
▶	Vollkorn Chicken Nuggets	iglo

Bewertung	Lebensmittel	Hersteller
▶	Weenies vegan	Topas GmbH
▶	Weiße Wurst vegan	Topas GmbH
▼	Wiener Würstchen	Hareico
▶	Winzi-Weenies vegan	Topas GmbH
▶	Zwerge Minigriller	Hareico
▶	Zwerge Rostbratwürstchen	Hareico

Wurstwaren

Bewertung	Lebensmittel	Hersteller
▶	Aufschnitt geräuchert vegan	Topas GmbH
▶	Aufschnitt Paprika vegan	Topas GmbH
▼	Bärchen-Streich	Reinert
▶	Bärchen-Wurst Mortadella	Reinert
▶	Bio Fleischkäse	Wiltmann
▶	Bio Geflügel Fleischwurst	Ökoland
▶	Bio Geflügel Lyoner	Wiltmann
▼	Bio Lachsschinken	BioLust
▼	Bio Landschinken	BioLust
▼	Breakfast Bacon	Herta
▼	Chambelle Gourmet-Salami	Reinert
▼	Corned Turkey nach Art von deutschem Corned beef	Gutfried
▼	feine Geflügelleberwurst	Gutfried
▶	Feine Schinkenwurst	Alnatura
▼	Frühstücksfleisch Hähnchen und klassisch	Tulip
▶	Geflügel Bierschinken	Wiesenhof

Bewertung	Lebensmittel	Hersteller
▶	Geflügel Jagdwurst	Wiesenhof
▶	Geflügel-Fleischwurst würzig fein	Herta
▼	Geflügel-Salami	Wiltmann
▶	Geflügel-Wurst: alle Sorten	Gutfried
▶	Gegrillter Kochschinken	Rügenwalder Mühle
▼	Gran Chorizo vegan	Topas GmbH
▼	Hademarscher Schinkenmettwurst	Hareico
▼	Hähnchen Salami	Gutfried
▲	Hähnchenbrust: alle Sorten	Gutfried
▶	Hähnchenpastete: alle Sorten	Gutfried
▼	Holsteiner: alle Wurstsorten	Hareico
▼	Holsteiner Bauernmettwurst	Hareico
▶	Jagdwurst	Alnatura
▼	Kalbswiener	Höll
▶	Kaminwurz'n Klassik	Wiesbauer
▼	Kasselerbraten natur Prepack	Ludwigsluster
▶	Krakauer Schinkenwurst	Ludwigsluster
▼	Kutschermettwurst	Hareico
▼	Leberwurst Hausmacher	Alnatura
▼	Luftgetrocknete Baguette-Salami	Aoste
▶	Mühlen Mett: alle Sorten	Rügenwalder
▲	Mühlen Schinken: alle Sorten	Rügenwalder Mühle
▶	Mühlen Würstchen: alle Sorten	Rügenwalder Mühle
▼	Orig. Bay. Wurstsalat, tischfertig mariniert	H. Gugel GmbH

Bewer-tung	Lebensmittel	Hersteller
▼	Pommersche: alle Sorten	Rügenwalder Mühle
▶	Puten-Lachsschinken	Gutfried
▼	Puten-Salami	Gutfried
▶	Putenbraten »Katenrauch« o. »Roast Turkey«	Gutfried
▲	Putenbrust: alle Sorten	Gutfried
▶	Rügenwalder Teewurst: alle Sorten	Rügenwalder Mühle
▶	Saftige Fleischwurst	Herta
▼	Salame	Rovagnati Naturals
▶	Sandwichbelag	Tulip
▶	Schinken (alle Sorten)	Herta Finesse
▼	Schinken Milde Reife	Wein
▶	Schinkenspicker: alle Sorten	Rügenwalder Mühle
▼	Schinkenwurst	Hareico
▼	Schweizer Wurstsalat	H. Gugel GmbH
▼	Serrano Schinken	El Pozo
▶	Slices Chorizo vegan	Topas GmbH
▶	Slices Paprika-Lyoner vegan	Topas GmbH
▶	Slices Salami vegan	Topas GmbH
▶	Slices vom Rauch vegan	Topas GmbH
▼	Sonntags-Frühstück	Stockmeyer
▶	Sonntagsaufschnitt	Wiesbauer
▶	Spacebar Chorizo vegan	Topas GmbH
▶	Spacebar Hanf vegan	Topas GmbH

Bewertung	Lebensmittel	Hersteller
▶	Spacebar Kür-Biss vegan	Topas GmbH
▶	Spacebar RedHotChiliPeppers vegan	Topas GmbH
▼	Südtiroler Bauernbraten	Merano Speck
▶	Tiroler Schinken-Bauernwurst	Kalnik
▶	Traditions-Fleischwurst	Höll
▼	Wiener Würstchen	Weight Watchers

Käse, Milch & Co.

Der Histamingehalt einzelner Käsesorten variiert sehr stark. Generell gilt: je jünger, umso besser. Frische Milchprodukte, Joghurt, Quark, Frischkäse, Hüttenkäse usw. sind meistens problemlos verträglich, die Histaminbelastung liegt bei 0–0,3 mg/100 g. Rohmilch und Produkte daraus sind aufgrund der möglichen Keimbelastung nicht so geeignet. Für alle Milchprodukte gilt, dass sie ausreichend gekühlt und nicht zu lange gelagert werden sollten.

Milchprodukte (alle Hersteller)

Bewertung	Lebensmittel
▲	Biomilch, pasteurisiert o. ultrahocherhitzt
▲	Butter
▲	Butter laktosefrei
▲	Buttermilch
▲	Crème fraîche
▲	Dickmilch mit Früchten: alle Sorten bis auf:
►	Dickmilch mit Früchten: Ananas, Banane, Birne, Himbeere, Papaya, Pflaume
▼	Dickmilch mit Früchten: Erdbeere, Kiwi, Zitrusfrüchte

Bewertung	Lebensmittel
▲	Eiskaffee
▲	Frischmilch, pasteurisiert o. ultrahocherhitzt
▲	Fruchtjoghurt: alle Sorten bis auf:
▼	Fruchtjoghurt: Ananas, Banane, Himbeere, Erdbeere, Kiwi, Zitrusfrüchte
▲	H-Milch
►	Joghurt mit Müsli
►	Joghurt natur laktosefrei
►	Joghurt, natur
▼	Kaffeesahne
▲	Kefir, natur
▼	Kokosmilch
▲	Kräuterbutter
▲	Magermilch, pasteurisiert o. ultrahocherhitzt
▲	Mandel Drink
▲	Milch, fettarm, pasteurisiert o. ultrahocherhitzt
▲	Quark, natur
▼	Rohmilch und Rohmilchprodukte
▲	Sahne
▲	Schmand
▼	Schokomilch
▲	Skyr natur
▼	Soja Drink
▼	Sojajoghurt
▲	Sprühfertige Sahne
▲	Sprühfertige Sahne, laktosefrei
▲	Vollmilch, pasteurisiert o. ultrahocherhitzt

Bewertung	Lebensmittel
▼	Vorzugsmilch
▲	Ziegenbutter
▲	Ziegenmilch

Käse

Bewertung	Lebensmittel
▼	Bavaria Blue
▲	Bel Pease
▼	Bergkäse
▶	Bluefort
▲	Bonbel
▼	Brie
▲	Butterkäse
▼	Camembert
▼	Chaumes
▼	Cheddarkäse
▼	Chesterkäse
▲	Cottage Cheese
▲	Cream Cheese
▶	Deutscher Edelpilzkäse
▶	Edamer
▼	Emmentaler
▶	Esrom
▶	Feta
▼	Géramont
▶	Gorgonzola

Bewer-tung	Lebensmittel
▼	Gouda, alt
▲	Gouda, jung
▶	Gouda, mittelalt
▼	Gratinkäse
▶	Hartkäse laktosefrei
▼	Harzer Käse
▲	Hirtenkäse
▶	Käsecreme laktosefrei
▼	Limburger Käse
▲	Mascarpone
▼	Mondseer
▶	Mozzarella
▼	Münsterkäse
▼	Ofenkäse
▼	Parmesan
▼	Pizzakäse
▶	Raclettekäse
▼	Räucherkäse Schinken
▲	Ricotta
▼	Rondeau
▶	Roquefort
▼	Saint Albray
▶	Schafskäse
▲	Schichtkäse
▶	Schimmelkäse
▶	Stangenkäse
▶	Tilsiter

Teigwaren, Kartoffeln

Die Rohstoffe der im Folgenden genannten Lebensmittel sind bis auf wenige Ausnahmen (z. B. Tofu) histaminarm und unbedenklich. Alle Reissorten sind histaminfrei, daher ist Reis ideal als Kohlenhydratbasis für die Eliminationsdiät geeignet. Für diese Rubrik wurden die zusätzlich eingebrachten Inhaltstoffe als Kriterium für die Beurteilung verstärkt berücksichtigt.

Nudeln und andere Teigwaren

Bewertung	Lebensmittel	Hersteller
▲	3-Korn-Puffer	Bauckhof
▲	Bandnudeln	Tress Original Hausmacher
▲	Bio Nudel Mungbohnen 90 %	Govinda Goodel
▲	Bio Pasta Tagliatelle	Byodo
▲	Bio Reis-Vollkorn Spaghetti	Naturata
▲	Bio Reisnudeln Tricolore	Naturata
▲	Bio Rote Linsen Pasta	ALB-GOLD Fit'n' Free
▲	Bio Tortellini Champignon	D'Angelo Pasta
▲	Dinkel-Nudeln: alle Sorten	alle Hersteller

Bewertung	Lebensmittel	Hersteller
▲	Dinkelburger	Bauckhof
▲	Eiernudeln	alle Hersteller
▶	Eierspätzle	Henglein
▲	Falafel	Bauckhof
▲	Gemüseburger	Bauckhof
▲	Grünkernburger	Bauckhof
▲	Hafer BBQ Burger	Bauckhof
▲	Harissa Falafel (mit Paprika & Chili)	Bauckhof
▲	Hartweizen-Nudeln: alle Sorten	alle Hersteller
▲	Kunterbunte Nudeln	Birkel
▼	Maultaschen traditionell schwäbisch	Bürger
▲	Nudeln: mit oder ohne Ei, alle Sorten	alle Hersteller
▲	Oberschwäbische Land-Nudeln	Dorfmühle
▲	Original schwäbische Eierspätzle	bofrost
▶	Original schwäbische Maultaschen	bofrost
▲	Pasta Classica Farfalle	Mamma Lucia
▼	Soja-Spaghetti	Vitaquell
▲	Spaghetti: alle Sorten	alle Hersteller
▲	Spätzle	alle Hersteller
▶	Steinpilz-Champignon-Tortellini	Steinhaus Pasta
▼	Tomatenburger mit Basilikum	Bauckhof
▼	Tortellini Gemüse	Alnatura
▲	Vollkorn-Nudeln: alle Sorten	alle Sorten

Kartoffelspeisen

Bewertung	Lebensmittel	Hersteller
▲	Bio Kartoffel-Taschen	Schwarmstedter
▲	Bio Lieblings-Puffer	Schwarmstedter
▲	Herzogin Kartoffeln	Agrarfrost
▲	Kartoffel Knödel	Alnatura
▲	Kartoffel Püree	Alnatura
▲	Kartoffel Püree	Pfanni
▲	Kartoffel Püree das Lockere	Pfanni
▲	Kartoffel-Gnocchi	Henglein
▲	Kartoffel-Püree	Maggi
▲	Kartoffelknödel Halb & Halb Kochbeutel	Maggi
▲	Kartoffelpüree	Bauckhof
▲	Kartoffelpüree	Kartoffelland
▲	Knödel Halb & Halb Pulver	Maggi
▲	Rosmarin-Kartoffeln	Popp-Feinkost
▲	Rösti Die Knusprigen	Pfanni
►	Semmelknödel klassisch	Maggi
▲	Süßkartoffel Röstis	Pahmeyer

Frisch und knackig

Obst und Gemüse sind gesund, doch einige Sorten enthalten Histamin, sind reich an weiteren biogenen Aminen oder imstande, Histamin im Körper freizusetzen. Vorsicht auch bei eingelegten Sorten: Das Einlegen in Essiglösung kann die Verträglichkeit verschlechtern (z.B. saure Gurken im Glas). Die folgenden Tabellen geben Ihnen einen Überblick darüber, welche Produkte für Sie geeignet sind und welche Sie lieber durch unbedenkliche Alternativen ersetzen sollten.

Obst

Bewertung	Lebensmittel
▲	Acerola
▶	Ananas
▲	Apfel
▲	Aprikose
▼	Avocado
▶	Banane
▶	Birne
▲	Brombeeren
▲	Cantaloupe Melone

Bewertung	Lebensmittel
▼	Clementine
▲	Dattel
▼	Erdbeeren
▲	Feige
▲	Granatapfel
▼	Grapefruit
▲	Guave
▲	Hagebutten
▲	Heidelbeeren
▶	Himbeeren
▲	Holunderbeere
▲	Johannisbeere
▲	Kaki
▲	Kaktusfeige
▲	Kirschen
▼	Kiwi
▼	Kokosnuss
▼	Limette
▲	Litschi
▼	Mandarine
▲	Mango
▲	Maracuja
▲	Mirabelle
▲	Mispel
▲	Moosbeeren
▲	Nektarine
▼	Orange

Bewertung	Lebensmittel
▼	Pampelmuse
►	Papaya
▲	Passionsfrucht
▲	Pfirsich
►	Pflaumen
▲	Physalis
▼	Pomelo
▲	Preiselbeeren
▲	Quitte
▲	Sanddornbeeren
▼	Satsuma
▲	Sauerkirsche
▲	Stachelbeeren
▲	Sternfrucht
▲	Süßkirschen
▲	Vogelbeeren
►	Wassermelone
►	Weintrauben
▼	Zitrone
►	Zwetschgen

Gemüse, Kräuter, Pilze und Salat

Bewertung	Lebensmittel
▲	Artischocken
▼	Aubergine

Bewertung	Lebensmittel
▼	Austernpilze
▲	Bambussprossen
▲	Bataviasalat
▶	Bohnen
▲	Bohnenkraut
▼	Brennnessel
▲	Brokkoli
▲	Brunnenkresse
▶	Champignons
▶	Chicorée
▶	Chinabohne
▶	Chinakohl
▼	Cocktail Cornichons
▶	Dicke Bohnen
▲	Eichblattsalat
▲	Eisbergsalat
▲	Endivie
▶	Erbsen
▶	Essiggurke
▲	Feldsalat
▲	Fenchel
▼	Fleischtomate
▶	Frühlingszwiebeln
▼	Gewürzgurke
▶	Grünkohl
▲	Gurke (Schlangengurke)

Bewertung	Lebensmittel
▶	Ingwer
▶	Kaiserschoten
▲	Karotte
▲	Keimsprossen
▲	Kerbel
▶	Kichererbsen
▲	Knoblauch
▲	Knollensellerie
▶	Kohlrabi
▶	Kohlrübe
▲	Kopfsalat
▲	Kräuterseitling
▲	Kürbis
▶	Lauch
▶	Linsen
▲	Löwenzahn
▲	Lungenseitling
▲	Mairübchen
▲	Mais
▲	Mangold
▶	Meerrettich
▲	Melisse
▲	Mini Romanasalat
▲	Minze
▼	Mixed Pickles
▲	Möhre

Bewertung	Lebensmittel
▼	Morchel
▶	Mungobohnen
▲	Oliven
▲	Paprika (gelb, grün o. rot)
▲	Pastinake
▼	Peperoni
▲	Petersilie
▶	Petersilienwurzel
▲	Pfifferling
▲	Pimpinelle
▶	Porree
▶	Prinzessbohnen
▲	Radicchio
▲	Radieschen
▶	Rettich
▲	Rhabarber
▶	Rosenkohl
▲	Rote Bete
▶	Rotkohl
▼	Rucola/Rauke Salat
▼	Sauerkraut
▶	Schalotte
▲	Schwarzwurzel
▲	Sellerie
▼	Senfgurken in Essig
▲	Shiitakepilz

Bewertung	Lebensmittel
▲	Shiitakepilze
▼	Silberzwiebeln in Essig
▼	Sojabohnen
▲	Spargel
▼	Spinat
▶	Spitzkohl
▼	Spreewälder Gurken
▲	Stängelkohl
▶	Stangenbohnen
▲	Staudensellerie
▲	Steckrüben
▼	Steinpilz
▶	Strauchbohnen
▲	Süßkartoffeln
▼	Tomate
▲	Topinambur
▲	Trüffel
▶	Wachsbohnen, frisch
▼	Weinsauerkraut
▶	Weißkohl
▶	Wirsingkohl
▲	Zucchini
▲	Zuckerschoten
▶	Zwiebel

Gutes aus der Backstube

Fast alle in der Backstube verwendeten Zutaten sind nahezu histaminfrei. Allerdings ist die schlechte Verträglichkeit hefehaltiger Backwaren bei Menschen mit Histaminintoleranz bekannt. Aus diesem Grund sind hefefreie Sorten sowie Backmischungen, bei denen auch Backpulver anstelle von Hefe verwendet werden kann, in der folgenden Liste als besonders gut verträglich gekennzeichnet.

Brot und Backwaren

Bewertung	Lebensmittel	Hersteller
▶	6 Laugen-Brötchen	Coppenrath & Wiese
▶	Alle Knäckebrot Sorten	Leicht & Cross
▶	Alle Knäckebrot Sorten	Wasa
▶	American Sandwich	Lieken Urkorn
▶	American: Hamburger, Hotdog, Mega-Burger o. Sandwich	Golden Toast
▶	Anno Dazumal Brot	Lieken Urkorn
▶	Bäuerliches Brot	Lieken Urkorn

Bewertung	Lebensmittel	Hersteller
▶	Bauernschnitten Roggenmischbrot	Kornmark
▶	Bierstengel	Huober Brezel
▶	Bio Baguette Grainy	Schnitzer Glutenfree
▶	Bio Dinkel La Flute mini	Moin
▶	Bio Knusperbrot Kastanie	Alnatura
▶	Bio Knusperbrot Reis & Mais	3 Pauly
▲	Bio Kräftiges Aufbackbrot	Alnavit
▶	Bio Mini Zwieback	Sommer
▶	Bio Roggenbrötchen 6er	Coppenrath & Wiese
▶	Bio Vollwert-Brot	Mestemacher
▶	Bioland Chiabrot	Frankenkorn
▶	BrezelKinder	Huober Brezel
▶	Brot, alle Sorten	Harry
▲	Brotbackmischung Bio Landbrot	Alnatura
▶	Brötchen, alle Sorten	Harry
▶	Bruschetta Käse	Leimer KG
▶	Bruschetta Knoblauch/ Basilikum	Leimer KG
▼	Bruschetta Tomate	Leimer KG
▶	Bruschetta Zwiebel/Oregano	Leimer KG
▶	Butter Sandwich o. Toast	Golden Toast
▶	Buttercroissant 6er	Délifrance
▶	Chili Mini Brezel	Huober Brezel
▶	Ciabatta Brötchen Rustica	Schär
▶	Ciabatta zum Fertigbacken	Sinnack

Bewertung	Lebensmittel	Hersteller
►	Dinkel Grünkern Brot	Alnatura
▲	Dinkel Knabberbrezel	Alnatura
►	Dinkel Knusper Brezel Sesam	Huober Brezel
►	Dinkel-Zwieback	Alnatura
►	Eiweiß Toastbrötchen 4er	Mestemacher
►	Eiweißbrötchen	bofrost
►	Fit & Vital Dinkel Vollkorn	Lieken Urkorn
►	Fitness Toastbrötchen Roggen	Mestemacher
►	Französisches Bio-Landbrot	L'Angelus
►	Grahambrot	Lieken Urkorn
►	Grisette	Huober Brezel
►	Große Brezel	Huober Brezel
►	Haferbrot glutenfrei	Hammermühle
►	Kaisersemmel	Schär
►	Käse-Grisette	Huober Brezel
►	Kerniges Brotduo	bofrost
►	Kleines Kerni	Lieken Urkorn
▲	Knäcke-Brot Delikatess	Alnatura
▲	Knäcke-Brot Roggen Dinkel	Alnatura
►	Knusper-Brot Ballaststoff	Filinchen
►	Kommissbrot	Lieken Urkorn
►	Körnerharmonie Sandwich	Golden Toast
►	Körnerharmonie Toast	Golden Toast
►	Körnerharmonie Toastis	Golden Toast
►	Kräcker Sesam	3 Pauly
►	Kraftklotz	Lieken Urkorn
►	Kürbiskernbrot	Mestemacher

Bewertung	Lebensmittel	Hersteller
▶	Landbrot-Mehrkorn glutenfrei	Schär
▶	Laugen Minimix 8er	Ditsch
▶	Leinsamen Brot	Alnatura
▶	Longstick Bärlauch	Huober Brezel
▶	Longstick Meersalz	Huober Brezel
▶	Longstick Sesam	Huober Brezel
▶	Mais Waffelbrot	3 Pauly
▶	Mais Waffelbrot, glutenfrei	3 Pauly
▶	Maximumm Sandwich	Golden Toast
▶	Mehrkorn Brot	Lieken Urkorn
▶	Mehrkornbrötchen 5er	Schär
▶	Meisterbäckers Mehrkornbrot	Schär
▶	Meisterbäckers Vital glutenfrei	Schär
▶	Meisterbrötchen	Golden Toast
▶	Mini Brezel	Huober Brezel
▶	Mix B Brot-Mix glutenfrei	Schär
▶	Paderborner Brot	Lieken Urkorn
▶	Party	Huober Brezel
▶	Prinzess Brezel Salz	Huober Brezel
▶	Prinzess Brezel Sesam	Huober Brezel
▶	Roggen Vollkorn Brot	Alnatura
▶	Roggen Vollkorn Sesam-Knäcke	Eden
▶	Roggen-Vollkorn Dinkel-Knäcke	Eden
▶	Rustikaler Brotring	bofrost
▼	SchokoBrezeln	Huober Brezel

Bewertung	Lebensmittel	Hersteller
▶	Schwäbische Knusperbrezel	Huober Brezel
▶	Schwarzbrot mit Teff	3 Pauly
▶	Sonntagsbrötchen	Golden Toast
▶	Sticks	Huober Brezel
▶	Sticks & Brezel	Huober Brezel
▶	Teff Bauernbrot	3 Pauly
▲	Teff Schwarzbrot	3 Pauly
▲	Teff Winzerbrot	3 Pauly
▶	Toast, alle Sorten	Harry
▶	Unser Ländliches Weizen	Lieken Urkorn
▶	Unsere Goldstücke Weizenbrötchen	Coppenrath & Wiese
▶	Vitaminbrot	Lieken Urkorn
▶	Vollkorn Bäuerliches	Lieken Urkorn
▶	Vollkorn Kerni	Lieken Urkorn
▶	Vollkorn Knusper Brezel	Huober Brezel
▶	Vollkorn Saftiges Brot	Lieken Urkorn
▶	Vollkorn Sandwich	Lieken Urkorn
▶	Vollkorn Schnittbrot	3 Pauly
▶	Vollkorn: Toast o. Toasties	Golden Toast
▶	Vollkornbrot	Mestemacher
▶	Vollkornharmonie Sandwich	Golden Toast
▶	Weizen Toast Plus Calcium	Golden Toast
▶	Weizen Toasties	Golden Toast
▶	Winzerbrot, glutenfrei	3 Pauly
▲	Wunder BROD, bio	Bauckhof

Kekse und Kleingebäck

Bewertung	Lebensmittel	Hersteller
▶	Dinkel-Doppelkeks	Alnatura
▼	Dinkel-Kräcker mit Sesam	Alnatura
▲	Dinkel-Löffel-Kekse	Alnatura
▲	Dinkel-Müsli-Stengel	Werz
▲	Dinkel-Salzsticks	Alnatura
▼	Feine Bäckerei	DeBeukelaer
▼	Gefüllte Lebkuchenherzen	Alnatura
▼	Glücks Kex	DeBeukelaer
▼	Glutenfrei und Glücklich Cookies Choco & Cashew	SOMMER
▲	Glutenfrei und Glücklich Cookies Cranberry, Mandel & Sesam	SOMMER
▶	Glutenfrei und Glücklich Hafer-Zitronen-Kringel	SOMMER
▲	Hafer Dinkel Kekse	Alnatura
▼	Kakaocreme Waffeln	3 Pauly
▲	Knusper Riegel	3 Pauly
▶	Knusperkeks Aprikose	3 Pauly
▼	Knusperkeks Butter-Mandel	3 Pauly
▲	Knusperkeks Dinkel	3 Pauly
▼	Knusperkeks Hafele	3 Pauly
▼	Knusperkeks Orange-Schoko	3 Pauly
▼	Knusperkeks Waldfrucht	3 Pauly
▲	Kräcker Sesam	3 Pauly
▼	Lebkuchen mit Herz	Bahlsen
▲	Mandel Schnitte	Alnatura

Bewertung	Lebensmittel	Hersteller
▼	Mignon mit Vollmilchschokolade	Minus L
▲	Milch-Vanille Waffeln	Manner
▼	Mini Rochers Kokosgebäck	Daelmans
▲	Mürbeteig Torteletts	3 Pauly
▼	Neapolitaner Waffeln	Biscotto
▼	Neo Mürbegebäck	Sondey
▲	Oblatenlebkuchen	Alnatura
▼	Oliven & Tomaten Gebäck	Alnatura
▼	Prinzen Rolle	DeBeukelaer
▲	Reiswaffeln, mit o. ohne Salz	Alnatura
►	Riegel Caramel und Keks	Alnatura
▲	Salti glutenfrei	Schär
▼	Schoko Biscuits	DeBeukelaer
▼	Schoko Orangen Kekse	Alnatura
▼	Schoko Snack	3 Pauly
▼	Schoko Spritzgebäck	Küsten Gold
▼	Schoko-Doppelkeks	Minus L
▼	Schoko-Kekse Vollmilch	Allos
▼	Schoko-Reiswaffeln Vollmilch	Alnatura
▼	Schokogebäck	3 Pauly
▲	Sesam-Krokant	Alnatura
▼	Soft Biscuit Himbeer	Sondey
▼	Soft Cake	Griesson
►	Teff Cookie Classic	3 Pauly
▼	Teff Cookie Kakao	3 Pauly
▲	Vanillegebäck	3 Pauly

Bewertung	Lebensmittel	Hersteller
▼	Vollkorn-Salzbrezeln	Alnatura
▼	Waffeln	Küsten Gold
▲	Waffel Röllchen	Gottena
▼	Waffelröllchen	Favorini
▼	Ziegenkäse-Gebäck	Alnatura
▲	Zoo Kekse	Leibniz

Fertiggerichte

Bei Fertigprodukten aus der Lebensmittelindustrie ist die Bandbreite der Einflussfaktoren besonders groß. Nicht nur Frische, Lagerung und Kühlung spielen eine Rolle. Auch die Zubereitung der Zutaten sowie Art und Menge der verwendeten Hilfsstoffe haben erheblichen Einfluss auf die Eignung bei Histaminintoleranz. In diesem Zusammenhang sollte insbesondere der in vielen Produkten verwendete Hefeextrakt erwähnt werden. Bereits kleine Mengen dieses Geschmacksträgers sind ein Negativkriterium bei der Urteilsfindung.

Fertiggerichte und Tiefkühlware

Bewertung	Lebensmittel	Hersteller
▼	»Limanda Aspera«	bofrost
▲	Alaska-Seelachsfilet	bofrost
►	Asia Chicken mit Choi Sum	Frosta
►	Backgouda	Jeden Tag
▲	Backofen Pommes frites	alle Hersteller
▲	Backofen-Herzogin-Kartoffeln	bofrost
▲	Backofen-Röstis	bofrost

Bewertung	Lebensmittel	Hersteller
▶	Backteig-Tintenfischringe	bofrost
▶	Balkanröllchen	bofrost
▼	Bami Goreng	Frosta
▲	Bio Bauernpfannen-Mix	Natural Cool
▲	Bio Falafel Taler	Ökoland
▼	Bio Fettuccine Spinaci	Biopolar
▲	Bio Gemüse CousCous	Ökoland
▲	Bio Gemüse Reis Pfanne	Ökoland
▶	Bio Hühnerfrikassee	Ökoland
▼	Bio Lasagne Vegetariana	Biopolar
▶	Bio Nasi Goreng	Ökoland
▶	Bio Paella Spanische Art	Ökoland
▲	Bio Schupfnudel Pfanne	Ökoland
▼	Bio Spinat Taschen	Moin
▶	Bioland Junge Erbsen	Frosta
▲	Bioland Karotten	Frosta
▶	Bioland Sommer-Gemüse	Frosta
▶	Black-Bean-Cashew-Burger	Alnatura
▼	Blattspinat	Frosta
▶	Bohnensalat	Kühne
▲	Bratkartoffel Hähnchen Pfanne	Frosta
▲	Bratkartoffeln	bofrost
▶	Burger Box Cheeseburger	Block House
▶	Chicken Nuggets Classic	iglo
▲	Couscous	Frosta
▼	Curry	Magic Asia Instant Cup Snack

Bewertung	Lebensmittel	Hersteller
▼	Erbsentopf mit Speck – ein Teller	Maggi
▼	Falafel	Alnatura
▶	Fettuccine Garnelen & Wildlachs	COSTA
▼	Fettuccine Wildlachs & Shrimps	Frosta
▶	Fettuccine Wildlachs in Safran Sahne Sauce	Frosta
▲	Fischfilet Müllerin	bofrost
▶	Fischlettis	bofrost
▲	Fischstäbchen	bofrost
▶	Forelle auf Gemüse-Wildreis-Mischung	bofrost
▲	Frühlingsrollen mit frischem Gemüse	Jeden Tag
▶	Garnelen in Kräutersoße	bofrost
▶	Gemüse Mix Asiatische Küche	Frosta
▶	Gemüse Mix Italienische Küche	Frosta
▶	Gemüse Pfanne Balkan	Frosta
▶	Gemüse Pfanne Provence	Frosta
▶	Gemüse Pfanne Sommergarten	Frosta
▼	Gemüse Pfanne Thai	Frosta
▶	Gemüse Pfanne Toskana	Frosta
▶	Gemüse-Kartoffelpfanne	bofrost
▶	Gerührt & Verführt Kartoffel-Hähnchen Pfanne	iglo
▲	Gerührt & Verführt Tagliatelle Pilz-Pfanne	iglo

Bewertung	Lebensmittel	Hersteller
▶	Gerührt & Verführt Tortelloni Käse-Sahnesauce	iglo
▶	Gokkelchen	bofrost
▼	Gulaschtopf – 5 Minuten Terrine	Maggi
▼	Gulaschtopf mit Kartoffeln – ein Teller	Maggi
▼	Hacksteak	Sonnen Bassermann
▲	Hähnchen Curry	Frosta
▶	Hähnchen Geschnetzeltes	Frosta
▼	Hähnchen Paella	Frosta
▼	Hähnchen Pfanne	Frosta
▶	Hähnchen-Pfanne, div. Sorten	bofrost
▼	Huhn Süss Sauer	Wingert Foods
▲	Hühner Frikassee	Frosta
▼	Hühnerfrikasse	Wingert Foods
▲	Kabeljaufilet, naturbelassen	bofrost
▼	Karottensalat	Kühne
▲	Kartoffelklöße	bofrost
▼	Knackies, pflanzliche Seitan-Würstchen	Alnatura
▼	Kohlroulade mit Kartoffelwürfel und Bohnen	Wingert Foods
▶	Kohlrouladen, bratfertig	bofrost
▼	Lachsfilet	bofrost
▶	Lachsforellenfilets, mit Haut	bofrost
▶	Linsensuppe	bofrost
▼	Linsentopf mit Speck – ein Teller	Maggi

Bewertung	Lebensmittel	Hersteller
▼	Mandel-Nuss-Tofu	Alnatura
►	Maultaschen-Gemüse-Pfanne	bofrost
▼	Mein Putengeschnetzeltes	Sonnen Bassermann
▼	Mein Schlemmergulasch	Sonnen Bassermann
▼	Mini Frühlingsrollenn	Alnatura
▼	Nasi Goreng	Frosta
►	Nasi Goreng	Jütro
►	Nudelpfanne	Jütro
▼	Nudeltopf mit Fleischklößchen – ein Teller	Maggi
▼	Nudeltopf mit Huhn – ein Teller	Maggi
▲	Original schwäbische Eierspätzle	bofrost
►	Original schwäbische Maultaschen	bofrost
▼	Paella	bofrost, Frosta
▼	Pangasiusfilets	bofrost
▼	Pappardelle Crème Spinaci	Frosta
▲	Pazifisches Schollenfilet, paniert	bofrost
▼	Penne Gorgonzola	Frosta
►	Plätzli Käse-Schinken	iglo
▲	Pommes frites	alle Hersteller
▼	Puszta-Salat	Kühne
►	Rahm-Gemüse Erbsen & Karotten	iglo
▼	Räucher-Tofu	Alnatura
▼	Ravioli »Diavoli«	Maggi

Bewer-tung	Lebensmittel	Hersteller
▼	Ravioli Bolognese – ein Teller	Maggi
▼	Ravioli in Tomatensauce	Maggi
▲	Reibekuchen	bofrost
▼	Reistopf mit Huhn	Maggi
▼	Rinderroulade in aromatischer Sauce mit würzigem Rotkohl und Kartoffelpüree	Du darfst
▲	Rosmarin-Kartoffeln	bofrost
▲	Rösti-Sticks	bofrost
▲	Rotbarschfilet, naturbelassen	bofrost
▲	Rotbarschfilet, paniert in Kräutermehlierung	bofrost
▶	Rote-Linsen-Burger	Alnatura
▶	Schaschlikpfanne	bofrost
▲	Schellfischfilet	bofrost
▶	Schlemmer Filet à la Bordelaise knusprig kross	iglo
▼	Schlemmerfilet »Gourmet«	bofrost
▲	Seelachsfilet (Köhler)	bofrost
▼	Selleriesalat: Feinschnitt o. Scheiben	Kühne
▼	Shrimps	Magic Asia Instant Cup Snack
▼	Soja Schnetzel, fein	Alnatura
▼	Spaghetti Bolognese	Sonnen Bassermann
▼	Spaghetti in Tomatensauce – 5 Minuten Terrine	Maggi
▲	Spätzle Pfanne	Frosta
▲	Steakhouse Pfanne	Frosta

Bewertung	Lebensmittel	Hersteller
►	Tagliatelle Wildlachs	Frosta
►	Tagliatelle Wildlachs	COSTA
▼	Thai Kokos Suppe	Frosta
▼	Tofu Basilikum	Alnatura
▼	Tofu Natur	Alnatura
▼	Tomaten Suppe Toskana	Frosta
▲	Tortellini Käse-Sahne	Frosta
▼	Tortellini Tomaten-Sahne	Frosta
►	Tortelloni Schinken	Jeden Tag
▼	Vegane Bratwurst aus Seitan	Alnatura
▼	Vegane Mini-Wiener aus Seitan und Tofu	Alnatura
▲	Veggie Love Ofengemüse Chili Cheese	iglo
►	Westernpfanne	Jütro
►	Wildlachs in Blätterteig	Frosta
▲	Zanderfilet (Grillprodukt) naturbelassen	bofrost
▼	Zigeuner-Hacksteak in einer Zigeunersauce mit Reis und Gemüse	Wingert Foods

Brotaufstrich

Fruchtkonfitüren sind bis auf wenige Ausnahmen unbedenklich. Aufstriche mit tierischen Inhaltsstoffen hingegen stellen eher ein Risiko für Menschen mit Histaminintoleranz dar. Häufig kommen dabei auch Hefeextrakte zum Einsatz, welche ebenfalls ein Negativkriterium bei der Klassifizierung darstellen. Welche Sorten Sie dennoch bedenkenlos genießen können, lesen Sie in folgenden Tabellen.

Konfitüren und süße Aufstriche

Bewertung	Lebensmittel	Hersteller
▼	Erdbeer-Marmelade o. Konfitüre	alle Hersteller
▶	Erdnussmus	alle Hersteller
▲	Fruchtaufstrich Hagebutte	Alnatura
▲	Fruchtaufstrich Heidelbeere	Alnatura
▲	Fruchtaufstrich Mango-Marille	Alnatura
▲	Fruchtaufstrich Waldfrucht	Alnatura
▲	Honig: alle Sorten	alle Hersteller
▼	Kokos-Mandel-Creme, bio	Rapunzel
▶	Mandelmus, weiß	Alnatura

Bewertung	Lebensmittel	Hersteller
▼	Nuss-Nugat-Creme: alle Sorten	alle Hersteller
▼	Nutella	Ferrero
▼	Nuxi Schoko-Nuss-Creme	Vitaquell
►	Pflaumenmus	Schwartau
▲	Sanddorn, ungesüßt, bio	Rabenhorst
▼	Schokocreme	alle Hersteller

Pikante Aufstriche

Bewertung	Lebensmittel	Hersteller
►	Auf's Brot Toskana bio vegan: alle Sorten	Allos
▼	Aufstrich Kichererbse-Tomate-Lupine	Alnatura
▼	Aufstrich Spinat-Walnuss	Alnatura
▲	Bärlauch Brotaufstrich	Alnatura
▼	Bruschesto streich	Zwergenwiese
►	Crème Gurke-Dill	Vitaquell
►	Delikata Bio-Gourmetpastete	Vitaquell
▲	Extra Vital Margarine	Vitaquell
▲	Grünkohl-Aufstrich	Alnatura
►	Hummus Avocado	Vitaquell
►	Hummus Rote Linse	Vitaquell
▲	Karotte-Zucchini-Schnittlauch	Alnatura
►	Kidneybohne-Paprika-Chili	Alnatura
▼	Kräuter-Tomate Streich	Zwergenwiese

Bewertung	Lebensmittel	Hersteller
▶	Lein-Paprika-Chili vegan	Vitaquell
▶	Lein-Zwiebel-Kümmel Vegan	Vitaquell
▲	m'Olivo Margarine	Vitaquell
▲	Paprika Chili Streich	Zwergenwiese
▶	Paprika-Walnuss Brotaufstrich	Alnatura
▼	Pastete, alle Geschmacksrichtungen	Alnatura
▼	Rote Linse Brotaufstrich	Alnatura
▶	Rucola-Tomate Streich	Zwergenwiese
▲	Schnittlauch Streich bio 180g	Zwergenwiese
▼	Tomate mit Basilikum Brotaufstrich	Alnatura
▼	Tomaten-Pastete	Alnatura
▼	Würziger Brotaufstrich	Alnatura
▼	Zwiebel-Schmalz	Alnatura

Müsli, Flocken, Getreide und Mehl

In naturbelassenem Zustand stellen Cerealien eine gesunde und bekömmliche Nährstoffquelle dar. Lediglich die Beimengung bedenklicher Lebensmittel wie Schokolade oder Erdbeeren können den Genuss bei Histaminintoleranz trüben. Verwenden Sie frische, pasteurisierte und ultrahocherhitze Milchsorten für Ihr Müsli oder Ihre Cornflakes. Sollten Sie Ihr Lieblingsfrühstück dennoch nicht vertragen, so ziehen Sie die Möglichkeit einer Laktoseintoleranz in Betracht.

Cerealien, Müsli und Zutaten

Bewertung	Lebensmittel	Hersteller
▲	100 % Dinkel Crunchy	Bohlsener Mühle
▲	100 % Hafer Crunchy	Bohlsener Mühle
▲	4-Korn-Vollkorn-Mandel-Crunchy, Knusper-Müsli	Werz
▲	5-Korn-Mischung, ganz o. geschrotet	Alnatura
▲	6-Korn-Mischung	Alnatura
▲	All Bran Fibre Plus	Kellogg's
▼	Alpen-Amaranth Müsli Schoko	Rapunzel

Bewertung	Lebensmittel	Hersteller
▲	Amaranth Basis Müsli	Allos
▲	Aroniabeeren getrocknet	REFORMHAUS
▶	Basis Müsli 5-Kornmix	Schneekoppe
▶	Basis Müsli Cerealienmix	Schneekoppe
▲	Bio 5 Korn Basis-Müsli	Egle
▲	Bio Amaranth Müsli	Egle
▲	Bio Apfel-Knusper-Müsli	Egle
▲	Bio Cranberry-Johannisbeer-Müsli	Egle
▲	Bio Dinkel-Früchte-Müsli	Egle
▼	Bio Erdbeergarten-Knusper-Müsli	Egle
▲	Bio Haferkleie mit Keim	Egle
▼	Bio Himbeer-Mandel-Krokant-Müsli	Egle
▶	Bio Nuss-Müsli	Egle
▼	Buntermacher – DAS-MEHR-SPASS-AM-MORGEN – Müsli	Bohlsener Mühle
▼	Choco Krispies: alle Sorten	Kellogg's
▼	Chocos	Kellogg's
▲	Chufli Yoga Erdmandel-frühstücksbrei	Govinda
▲	Corn Flakes	Kellogg's
▲	Corn Flakes Vollkorn	Kellogg's
▲	Cornflakes	Alnatura
▲	Cranberries ganz gesüßt	REFORMHAUS
▶	Crunchy Nut Corn Flakes	Kellogg's
▲	Dinkel Crunchy	Alnatura
▲	Dinkel Vanille Kipferl	Alnatura

Bewertung	Lebensmittel	Hersteller
▲	Dinkel-Flakes	Alnatura
▲	Dinkel-Pops	Alnatura
▼	Extra Chocolate	Kellogg's
▲	Frosties	Kellogg's
▲	Frosties mit weniger Zucker	Kellogg's
▶	Früchte-Müsli	Alnatura
▲	Frühstücksbrei Ayurveda bio	Rapunzel
▲	Glutenfreie Braunhirse-bällchen	Spielberger Mühle
▲	Glutenfreie Buchweizenflakes ungesüßt	Spielberger Mühle
▲	Goldleinsamen	Alnatura
▲	Goldleinsamen, geschrotet	Alnatura
▲	Hafer Crunchy	Alnatura
▲	Hafer Crunchy Apfel	Alnatura
▶	Hafer Crunchy Waldbeere	Alnatura
▲	Hafergenuss mit Bourbon-Vanille	Dr. Oetker
▲	Hof-Müsli Karamell bio	Allos
▲	Honey Loops	Kellogg's
▶	Kinder-Früchte-Müsli	Alnatura
▼	Krunchy Erdbeere	Barnhouse
▲	Leinsamen, ganz oder geschrotet	alle Hersteller
▲	Linufit Energiemix Granatapfel-Aronia	Dr. Budwigs
▲	Mais Cornflakes, glutenfrei	3 Pauly
▲	Maxi-Müsli	Alnatura
▲	Müsli Hausmischung	Hensel

Bewertung	Lebensmittel	Hersteller
▶	Müslix Haselnuss	Kellogg's
▲	Natural Feigen bio	REFORMHAUS
▶	Nuss-Müsli	Alnatura
▲	Pops	Kellogg's
▲	Quinoa gepufft für ein vollwertiges Frühstück	Werz
▶	Red Fruit	Kellogg's
▲	Rice Krispies	Kellogg's
▲	Samenmischung	REFORMHAUS
▲	Smacks	Kellogg's
▲	Toppas	Kellogg's
▼	Toppas Choco	Kellogg's
▶	Toppas Traube	Kellogg's
▲	Unser Bestes Cranberry-Mandel	GranoVita
▼	VEGAN PLUS Chia Kakao Crunch	Rosengarten
▼	Vitalis Knusper: alle Schoko-Produkte	Dr. Oetker
▶	Weinbeeren blau ungeölt bio	REFORMHAUS

Getreide, Getreideflocken und Mehl

Bewertung	Lebensmittel
▲	Amaranth
▲	Buchweizen
▲	Buchweizenmehl

Bewertung	Lebensmittel
▲	Bulgur
▲	Couscous
▲	Dinkel
▲	Dinkelflocken
▲	Dinkelgrieß
▲	Dinkelmehl
▲	Grünkern
▲	Hafer
▲	Haferflocken
▲	Haferkleie
▲	Hirse
▲	Hirseflocken
▲	Polenta
▲	Quinoa
▲	Reisflocken
▲	Roggen
▲	Roggenvollkornmehl
▲	Sauerteig
▲	Weizen
▲	Weizenkeime
▲	Weizenkleie
▲	Weizenmehl
▲	Weizengrieß
▲	Weizenvollkornmehl

Desserts und Süßwaren

Auch bei den Kleinigkeiten für zwischendurch und Desserts spielen Art und Menge der eingebrachten Inhaltsstoffe eine wichtige Rolle. Dennoch finden sich auch in dieser Lebensmittelgruppe einige empfehlenswerte Produkte, die Sie folgenlos genießen können.

Riegel, Schnitten und Süßigkeiten

Bewertung	Lebensmittel	Hersteller
▲	Atemgold	Storck
►	Bananen Frucht-Riegel	Alnatura
►	Beeren Fruchtschnitte	Alnatura
▼	Bio Dinkel Haferli	3 Pauly
▼	Bio Knusperwaffeln	3 Pauly
▲	California Früchte	Storck
▲	Campino Früchte	Storck
▼	Dickmanns Schokostrolche	Storck
▼	Dinkel-Stangen	Alnatura
▼	duplo	Ferrero
►	Erdnuss-Krokant-Riegel	Alnatura
▲	Euka Menthol	Storck

Bewertung	Lebensmittel	Hersteller
▼	Feine Bitter Orangen Schokolade	Alnatura
▼	Feine Bitter Schokolade	Alnatura
▲	Fruchtschnitte Cranberry-Kirsch	Schneekoppe
▼	Giotto	Ferrero
▼	hanuta	Ferrero
▼	hanuta Minis	Ferrero
▲	Honigwaffeln	Alnatura
▲	Ice Fresh	Storck
▼	Ingwerwürfel in Zartbitter-Schokolade	Alnatura
▼	Kakao-Creme-Waffeln, glutenfrei	3 Pauly
▲	Karamell Riesen	Storck
▲	Kau Früchtchen	Storck
▼	Kinder: alle Schokoprodukte	Ferrero
▼	Knoppers (Mini)	Storck
▼	Küsschen	Ferrero
▲	Mamba: alle Geschmacksrichtungen	Storck
▼	Merci: alle Sorten	Storck
►	Milch-Schnitte	Ferrero
▲	Milchboller	Storck
▼	Mon Chéri	Ferrero
▲	Multi-Fruchtschnitte	Alnatura
▲	Nimm2: alle Sorten	Storck
▼	Pfefferminz Schokolade	Alnatura

Bewertung	Lebensmittel	Hersteller
▼	Pocket Coffee	Ferrero
▲	Rachengold, alle Sorten	Storck
▼	Raffaello	Ferrero
▼	Rocher	Ferrero
▼	Storck Riesen	Storck
▼	Super Dickmanns	Storck
▲	tic tac: alle Sorten	Ferrero
▼	Toffifee	Storck
▶	Vielfrucht-Riegel	Alnatura
▲	Werther's Original Karamell Creme	Storck
▼	Yogurette	Ferrero
▼	Zartbitter-Schokolade	Alnatura
▼	Amaranth-Zartbitter-Riegel	Alnatura
▼	Obstriegel Banane-Maracuja	Schneekoppe
▼	Obstriegel Erdbeer-Banane	Schneekoppe
▼	Café-Biscuit-Schokoriegel	Alnatura
▲	Fruchtriegel Mango-Dattel	Alnatura
▼	Himbeer-Joghurt-Schokoriegel	Alnatura
▲	Riegel Feige-Dattel	Alnatura
▲	BIO Rohkost Riegel – Pistazie & Limette	Simply Raw
▲	Kuchenriegel – Crispy Peanut Butter	Broderick's
▼	BIO Rohkostriegel Cacao	Raw Bite
▶	BIO Rohkostriegel Apple Cinnamon	Raw Bite
▶	BIO Rohkostriegel Vanilla Berry	Raw Bite

Bewertung	Lebensmittel	Hersteller
▶	Energieriegel Blueberry Crisp	Clif Bar
▼	Proteinriegel Mandeln & Schokolade	HEJ Natural
▼	BIO Rohkostriegel Chia Kokosnuss	Roo'bar Riegel
▶	Bio Riegel Apfel	Mogli
▼	Bio Riegel Kokos	Mogli
▶	Bio Riegel Mandel	Mogli
▼	Dunkle Schokolade & Cranberry	Yes
▼	Dunkle Schokolade, Banane & Pecannüsse	Yes
▼	Dunkle Schokolade, Meersalz & Mandel	Yes
▼	Ananas & Kokosnuss	Yes
▼	Himbeere & Chia-Samen	Yes
▶	Crunchy Kanadischer Ahornsirup	Nature Valley
▼	Crunchy Hafer & Dunkle Schokolade	Nature Valley
▶	Crunchy Hafer & Honig	Nature Valley
▶	Crunchy Variety Pack	Nature Valley
▼	Protein Kokosnuss & Mandel	Nature Valley
▼	Protein Erdnuss & Schokolade	Nature Valley
▶	Proteinriegel Salted Caramel Nut	Nature Valley
▶	Apfel & Zimt – Für die Süßen	Hans Brainfood
▼	Kakao – Aller guten Dinge sind 3	Hans Brainfood
▶	Kaffee & Beere – Achtung Wachmacher	Hans Brainfood

Desserts, Eis und Torten

Bewertung	Lebensmittel	Hersteller
▼	10 For Two Eiskonfekt	Nestlé Schöller
▼	Almondy Schokoladen-Torte	Toblerone
▲	Aranca Zitronen-Geschmack	Dr. Oetker
▼	Bio DESSERT CREME KOKOS ohne Kochen	biovegan
▲	Bio DESSERT CREME VANILLE ohne Kochen	biovegan
▼	Bio FRUCHTDESSERT Ananas-Maracuja	biovegan
▲	Bio Gourmetpudding Vanille	byodo
▲	Bio PARADIES PUDDING Karamell	biovegan
▼	Bio Schoko-Eis	Schrozberger Milchbauern
▼	Bio Soya Dessert Schokolade	Provamel
▲	Bio Vanille-Eis	Schrozberger Milchbauern
▼	Blaubeer Schoko Kuchen	Coppenrath & Wiese
▲	Bourbon Vanille Laktosefrei	Cremissimo
▼	Chunky Monkey	Ben & Jerry's
▼	Classic 6er	Magnum
▼	Creme Stracciatella	Dr. Oetker
▲	Creme Tiramisu	Dr. Oetker
▲	Dessert-Soße ohne Kochen, Bourbon Vanille	Dr. Oetker
▼	Dessert-Soße ohne Kochen, Schokolade	Dr. Oetker
▲	Dessert-Soße ohne Kochen, Vanille-Geschmack	Dr. Oetker

Bewertung	Lebensmittel	Hersteller
▲	Dessert-Soße zum Kochen, Vanille-Geschmack	Dr. Oetker
▲	Die Weisse Gourmet-Dessert	Nestlé
▼	Dinkel Waffeln	Bauckhof
▲	Dinkel-Kaiserschmarrn	Bauckhof
▲	Dinkel-Pfannkuchen	Bauckhof
▼	Dunkle Schokolade feinherb	Alpro Soya
▲	Eis Mix Milcheis Basis vegan	Luicella's
▲	Eis Mix Vanille Royale vegan	Luicella's
▼	Eis Nogger	Langnese
▼	Erdbeer Rhabarber Grütze	Kühne
►	fein & sahnig Wochenendglück	Coppenrath & Wiese
▲	Frucht-Vanille-Box	bofrost
▲	Gala Bourbon-Vanille	Dr. Oetker
▼	Gala Feiner Schokoladen-Pudding	Dr. Oetker
▲	Gala Karamell	Dr. Oetker
▼	Gala Mandella Schoko-Mandel	Dr. Oetker
▲	Gala Mandella Vanille-Mandel	Dr. Oetker
▲	Gala Sahne-Pudding	Dr. Oetker
▼	Galetta Schokolade	Dr. Oetker
▲	Galetta Vanille-Geschmack	Dr. Oetker
▲	Garant Grieß Pudding	Dr. Oetker
▼	Garant Schokolade	Dr. Oetker
▲	Garant Vanille-Geschmack	Dr. Oetker
▲	Götterspeise Instant: alle Geschmacksrichtungen	Dr. Oetker

Bewertung	Lebensmittel	Hersteller
▲	Grießpudding	Bauckhof
▼	Grießpudding mit Himbeere	Söbbeke
▲	Grießpudding Vanille	Bauckhof
▲	Haselnuss Kuchen	Bahlsen Comtess
▼	Ice Cream Cone Kinder Bueno	Kinder
▲	Kaktus	Nestlé Schöller
▲	Kirsch Grütze	Dr. Oetker
▲	Kirsch Grütze mit Vanille Creme	Dr. Oetker
▲	Kunterbunt	bofrost
▼	Lupinen Dessert Schokolade	Made with Luve
▶	Lupinen Dessert Stracciatella	Made with Luve
▲	Lupinen Dessert Vanille	Made with Luve
▼	Lupinen Eis Keks + Karamell	Made with Luve
▲	Lupinen Eis Vanille	Made with Luve
▲	Mandel Bienenstich	Coppenrath & Wiese
▼	Marzipan-Kuchen	KuchenMeister
▲	Mein Moment Grießbrei	Dr. Oetker
▲	Mein Moment Milchreis	Dr. Oetker
▼	Mein Moment Schokolade	Dr. Oetker
▲	Mein Moment Vanille Geschmack	Dr. Oetker
▼	Mini Assortiment 20er	Poppies
▲	Mini Windbeutel mit Sahnecreme	Poppies
▼	Minz Schokoladen Dessert	After Eight
▼	Mohn Rahm Kuchen	Cakees

Bewer-tung	Lebensmittel	Hersteller
▲	Mousse a la Vanille	Dr. Oetker
▼	Mousse au chocolat	Dr. Oetker
▼	Mousse au Chocolat	Weißenhorner Milch Manufaktur
▼	Mousse au chocolat, feinherb	Dr. Oetker
▲	Mousse Blanche mit Holunderblüte	Weißenhorner Milch Manufaktur
▶	Mousse Zitrone	Dr. Oetker
▼	New York Cheesecake	Coppenrath & Wiese
▼	Original Pudding feinherbe Schokolade	Dr. Oetker
▲	Original Pudding Mandel-Geschmack	Dr. Oetker
▲	Original Pudding Sahne-Geschmack	Dr. Oetker
▼	Original Pudding Schokolade	Dr. Oetker
▲	Original Pudding Vanille-Geschmack Maisstärke	Dr. Oetker
▲	Panna Cotta Caramello 2er	Bontà Divina
▲	Paradies Creme Juice Apfel	Dr. Oetker
▼	Paradies Creme Juice Multifrucht	Dr. Oetker
▼	Paradies Creme Juice Orange	Dr. Oetker
▼	Paradies Creme Weiße Schokolade	Dr. Oetker
▲	PARADIES Creme Mandel	Dr. Oetker
▼	PARADIES Creme Schoko	Dr. Oetker
▲	PARADIES Creme Vanille	Dr. Oetker
▼	Paradiescreme Stracciatella	Dr. Oetker

Bewertung	Lebensmittel	Hersteller
▶	Paradiescreme Zitronen-Geschmack	Dr. Oetker
▼	Paradiescreme, Nougat mit Nougatsplits	Dr. Oetker
▶	Petits 4 Eis Dessert	Sweet Creams
▼	Pfirsich-Himbeer Grütze mit Bourbon-Vanille Süße	Dr. Oetker
▲	Preiselbeeren	Kühne
▼	Quarkfein Erdbeer-Geschmack	Dr. Oetker
▲	Quarkfein Vanille-Geschmack	Dr. Oetker
▼	Quarkfein Zitrone	Dr. Oetker
▶	Quarkschmarrn	Dr. Oetker
▼	Rolo Toffee	Nestlé
▲	Rondana Mini-Gugelhupf Marmor	KuchenMeister
▶	Rote Grütze Gartenfrüchte	Kühne
▶	Rote Grütze Himbeer-Geschmack	Dr. Oetker
▶	Rote Grütze Himbeer-Geschmack, mit Sago	Dr. Oetker
▲	Rote Grütze Sauerkirsch	Kühne
▲	Russischer Zupfkuchen	Cakees
▶	Sandkuchen Marmor	Dan Cake
▲	Sandkuchen Typ Vanille	Dan Cake
▲	Sandwich Eis	Oreo
▲	Schmand Kuchen	Cakees
▼	Schoko-Kuchen	KuchenMeister
▼	Schokopudding	Hemme Milch
▼	Schokopudding	alle Hersteller

Bewertung	Lebensmittel	Hersteller
▲	Softer Karamell	Alpro Soya
▲	Süße Mahlzeit Grießbrei nach klassischer Art	Dr. Oetker
▲	Süße Mahlzeit Grießbrei Vanille-Geschmack	Dr. Oetker
▲	Süße Mahlzeit Milchnudeln Vanille-Geschmack	Dr. Oetker
▲	Süße Mahlzeit Milchreis nach klassischer Art	Dr. Oetker
▲	Süße Mahlzeit Milchreis Vanille-Geschmack	Dr. Oetker
▼	Swiss Choco Mousse	Soyananda
▶	Trio Mini Donuts	Poppies
▲	Vanillepudding	alle Hersteller
▲	Waffeln	Bauckhof
▲	Walnuss	Cremissimo
▼	White Choc mit Kokos Mandel Sahne	Ehrmann Grand Dessert
▼	Zitroneneis	bofrost

Würz- und Süßungsmittel, Saucen und Dips

Bei zahlreichen Dips und Saucen kommen Tomatenmark und Branntweinessig zum Einsatz, andere kommen leider nicht ohne Hefeextrakt aus. Letzteres gilt übrigens auch für einige Würzmischungen. Die folgenden Tabellen zeigen Ihnen, welche Sorten Sie dennoch bedenkenlos genießen dürfen.

Würzmittel und Kräuter

Bewertung	Lebensmittel	Hersteller
▲	Bärlauch-Frühlingskräuter	Brecht
▲	Bio Fleur de Sel Knoblauch	Le Saunier de Camargue
▲	Bio Fleur de Sel Kräuter Provence	Le Saunier de Camargue
▲	Bio Kräutersalz in der Streudose	Naturata
▲	Brotgewürz	Alnatura
▲	Buchen-Rauchsalz grob	Brecht
▼	Chili-Mix	Brecht
▲	Gemüse Gewürzsalz	Ostmann
▼	Gemüsebrühe (Würfel)	Alnatura
▲	Gemüsebrühe hefefrei NF	Alnatura

Bewertung	Lebensmittel	Hersteller
▲	Grüner Knoblauch Pfeffer	Block House
▲	Italienische Kräuter	Alnatura
▲	Kardamom	Brecht
▼	Klare Gemüsebrühe	Alnatura
▲	Knoblauchpulver	Brecht
▲	Kräuter, frisch oder TK, alle Sorten	alle Anbieter/ Hersteller
▲	Kräutersalz	Alnatura
▲	Kräutersalz, jodiert	Alnatura
▲	Liebstöckelkraut	Brecht
▲	Majoran gerebelt bio	Brecht
▲	Perlsago	Müller's Mühle
▲	Pommes-Gewürzsalz	Lebensbaum
▼	Rinderbouillon (Würfel)	Alnatura
▲	Salatkräuter	Alnatura
▲	Suppengewürz	Alnatura
▲	Suppengrün	Wagner

Gewürze

Bewertung	Lebensmittel
▲	Agar-Agar
▲	Anis
▲	Blaumohn
▲	Curry
▲	Fenchel
▲	Ingwer

Bewertung	Lebensmittel
▲	Koriander
▲	Kräutersalz glutenfrei ohne Geschmacksverstärker
▲	Kümmel
▲	Lorbeerblätter
▲	Meersalz, mit oder ohne Jod
▲	Muskatnuss
▲	Nelken
▲	Oregano
▲	Paprika, edelsüß o. scharf
▲	Pfeffer
▲	Wacholderbeeren
▲	Wasabi Pulver
▲	Zimt

Süßungsmittel (alle Hersteller)

Bewertung	Lebensmittel
▲	Ahornsirup
▲	Akazienhonig
▲	Diabetiker-Süße
▲	Erythrit
▲	Fruchtzucker
▲	Haushaltszucker
▲	Neotam
▲	Rohrohrzucker
▲	Stevia

Bewertung	Lebensmittel
▲	Sucralose
▲	Süßkraft, flüssig
▲	Traubenzucker (Dextrose)
▲	Vollrohrzucker
▲	Zuckerrübensirup

Saucen, Dips, Dressings und Öle

Bewertung	Lebensmittel	Hersteller
▼	Aceto Balsamico di Modena	alle Hersteller
▼	Alioli Klassik	Kattus
▶	Apfelessig	alle Hersteller
▲	Avocadoöl kaltgepresst vita	P. Brändle GmbH
▲	Bärlauchöl vita	P. Brändle GmbH
▲	Basilicoöl vita	P. Brändle GmbH
▲	Bio Arganöl vita	P. Brändle GmbH
▼	Bio Grill & Burger Sauce	Byodo
▲	Bio Hanföl kaltgepresst vita	P. Brändle GmbH
▶	Bio-Citrovin Limette o. Zitrone	Surig
▲	biovit Rapskernöl	P. Brändle GmbH
▲	Brat-, Back- und Frittieröl vita	P. Brändle GmbH
▼	Brazilian Fire Sauce	Alnatura
▶	Chiliöl vita	P. Brändle GmbH
▶	Citrovin Zitrone	Surig
▼	Curry Mango Sauce	Alnatura
▶	Curryöl vita	P. Brändle GmbH

Bewertung	Lebensmittel	Hersteller
▼	Delikatess Mayonnaise	Kühne
▲	Distelöl vita	P. Brändle GmbH
▲	Erdnuss-Öl	Bamboo Garden
▲	Erdnussöl vita	P. Brändle GmbH
▼	Essig	alle Hersteller
▼	Feigensenf	Alnatura
▼	Fertige Sauce für Kartoffelsalat »Joghurt & Gurke«	Kühne
▼	Gourmet, alle Sorten	Kühne
▼	Honig & Senf Dressing	Alnatura
▼	Hot Dog Sauce Sweet Onion	Homann
▼	Indian Summer Sauce	Alnatura
▼	Joghurt Salatcreme 30 %	Kühne
▲	Kartoffelsalatöl vita	P. Brändle GmbH
▲	Knoblauchöl vita	P. Brändle GmbH
▼	Kühnesenf, alle Sorten	Kühne
▲	Lein-Öl	Kunella
▲	Leinöl kaltgepresst vita	P. Brändle GmbH
▲	Maiskeimöl vita	P. Brändle GmbH
▲	Mango-Fruchtsauce	Alnatura
▼	Meerrettich tafelfertig	Kühne
▲	natives Olivenöl extra vita	P. Brändle GmbH
▲	Olivenöl mit Limone vita	P. Brändle GmbH
▲	Omega-3-Pflanzenöl vita	P. Brändle GmbH
▼	Pesto mit Curry und Blüten	Alnatura
▲	Pistazienkernöl geröstet vita	P. Brändle GmbH

Bewertung	Lebensmittel	Hersteller
▼	Pommes Sauce	Develey
▲	Rapskernöl kaltgepresst vita	P. Brändle GmbH
▲	Rapsöl mit Butteraroma vita	P. Brändle GmbH
▲	Rapsöl vita	P. Brändle GmbH
▼	Remoulade mit Kräutern, 50 %	Kühne
▼	Remouladen Sauce, 30 % dänische Art	Kühne
▼	Rotweinessig	alle Hersteller
►	Rucolaöl Vita	P. Brändle GmbH
▼	Sahne Meerrettich	Kühne
▼	Salat Dressing Joghurt	Block House
▼	Salata fertige Salatwürze Kräuterwürzig	Kühne
▼	Salatdressing Gartenkräuter	Alnatura
▲	Sesamöl geröstet vita	P. Brändle GmbH
▲	Sesamöl kaltgepresst vita	P. Brändle GmbH
▼	Sojasauce	alle Hersteller
▲	Sonnenblumenöl kaltgepresst vita	P. Brändle GmbH
▲	Sonnenblumenöl vita	P. Brändle GmbH
▲	steirisches Kürbiskernöl vita	P. Brändle GmbH
▼	Süßsauer Sauce	Develey
►	Tafelessig	alle Hersteller
▼	Thai Mango Sauce	Alnatura
▼	Tomaten-Sauce, -ketchup o. -mark	alle Hersteller
▲	Traubenkernöl vita	P. Brändle GmbH

Bewertung	Lebensmittel	Hersteller
▲	Trüffelöl vita	P. Brändle GmbH
▼	Vegane Crème wie Remoulade	Vegan Leben
▼	vegane Mayonnaise ohne Ei	Alnatura
▼	vegetarische Bolognese Gemüse	Alnatura
►	Walnussöl	alle Hersteller
▲	Walnussöl geröstet vita	P. Brändle GmbH
▲	Wok-Öl	Bamboo Garden

Koch- und Backzutaten

Am besten schmeckt es selbst gemacht. Damit Sie dabei die richtigen Zutaten wählen, hier einige Vorschläge. Produkte mit Schokolade, Hefe oder Histaminliberatoren wie zum Beispiel Zitrusfrüchten wurden dabei als nicht empfehlenswert eingestuft. Es kann aber auch vorkommen, dass unverträgliche Zutaten im Namen des Produkts vorkommen, jedoch nicht im Produkt selbst. Dann fällt die Bewertung entsprechend besser aus, obwohl diese Zutat vielleicht später noch hinzugegeben werden soll.

Koch- und Backzutaten

Bewertung	Lebensmittel	Hersteller
▲	4x Gebäckschmuck	Dr. Oetker
▲	Agartine	Ruf
▲	Apfeltorte	Ruf
▲	Ausstechplätzchen	Dr. Oetker
▲	Backaroma, alle Sorten	Ruf
▲	Backfeste Pudding Creme	Dr. Oetker
▼	Backhefe	Alnatura
▲	Backpulver	alle Hersteller

Bewertung	Lebensmittel	Hersteller
▲	Belegkirschen	Ruf
▼	Birne-Helene-Torte	Ruf
▲	Biskuit-Teig	Ruf
▲	Bittermandel Aroma	Dr. Oetker
▲	Blattgelatine, rot o. weiß	alle Hersteller
▲	Bourbon Vanille-Zucker	alle Hersteller
▶	Brandteig Garant	Dr. Oetker
▼	Brownies	Dr. Oetker
▲	Bunte Zuckerstreusel	Ruf
▲	Butter Vanille Aroma	Dr. Oetker
▲	Butterspritzgebäck	Ruf
▲	Butterspritzgebäck	Dr. Oetker
▼	Cap'n Sharky Muffins Vanille-Geschmack	Dr. Oetker
▼	Cap'n Sharky Schoko-Kuchen	Dr. Oetker
▼	Cheesecake New York Style	Dr. Oetker
▼	Choco Lava	Dr. Oetker
▼	Chocolat Deluxe	Dr. Oetker
▲	Citro-Back	Dr. Oetker
▼	Cupcakes Schoko	Dr. Oetker
▶	Dekor-Geleefrüchte Zitrone und Orange	Dr. Oetker
▲	Dekor Konfetti	Dr. Oetker
▶	Donauschnitten	Ruf
▶	Donauwellen	Dr. Oetker
▲	Einmachhilfe	Dr. Oetker
▲	Extra Gelierzucker 2:1	Dr. Oetker

Bewertung	Lebensmittel	Hersteller
▲	Feine Dekorblüten	Dr. Oetker
▶	Finesse Geriebene Zitronenschale	Dr. Oetker
▶	Finesse Natürliches Orangenschalen-Aroma	Dr. Oetker
▲	Früchtefix	Dr. Oetker
▲	Gelatine: alle Sorten	alle Hersteller
▲	Gelfix: alle Sorten	Dr. Oetker
▲	Gelier-Fruchtzucker	Schneekoppe
▲	Gelierfix: alle Sorten	Ruf
▲	Gelierzucker: alle Sorten	Dr. Oetker
▶	Glitzerstifte	Dr. Oetker
▲	Gugelhupf	Dr. Oetker
▶	Haselnuss Krokant	Dr. Oetker
▶	Haselnuss-Krokant	alle Hersteller
▶	Haselnüsse, gehackt o. gemahlen	Dr. Oetker
▲	Hausnatron	Dr. Oetker
▼	Hefeteig	Ruf
▼	Hefeteig Garant	Dr. Oetker
▶	Kaiserschmarrn mit Rosinen	Ruf
▼	Kakao zum Backen	alle Hersteller
▲	Kartoffelstärke	alle Hersteller
▲	Käse-Sahne-Creme Dessert	Dr. Oetker
▲	Käse-Sahne Torten Creme	Dr. Oetker
▲	Käse-Sahne-Torte	Dr. Oetker, Ruf
▲	Käse-Streusel Kuchen	Dr. Oetker

Bewertung	Lebensmittel	Hersteller
▲	Käsekuchen	Dr. Oetker
▲	Käsekuchenhilfe	Dr. Oetker, Ruf
▲	Kirsch Muffins	Ruf
▲	Kirsch Baisertorte	Ruf
▼	Kirschli Kuchen	Dr. Oetker
▲	Knusper Kringel	Dr. Oetker
▲	Knusper Perlen	Dr. Oetker
▲	Knusper-Plätzchen	Ruf
▲	Kokos Kuchen	Dr. Oetker
▲	Krümeltorte	Ruf
▼	Kuchen Glasur Dunkel	Dr. Oetker
▼	Kuchen Glasur Hell (Vollmilch)	Dr. Oetker
▲	Kuchen Glasur Winter Lebkuchen Geschmack	Dr. Oetker
▼	Kuchen Glasur Zitrone	Dr. Oetker
▲	Kuchenglasur, alle Sorten	Ruf
▼	Kuvertüre, Vollmilch	alle Hersteller
▲	Kuvertüre, weiß	alle Hersteller
▼	Kuvertüre, Zartbitter	alle Hersteller
▲	Lillifee Muffins Vanille-Geschmack	Dr. Oetker
▲	Maisstärke (feine Speisestärke)	Müller's Mühle
▼	Mandarinen – Schmand Kuchen	Dr. Oetker
▶	Mandeln, gehackt, gehobelt, gemahlen o. gesplittert	Dr. Oetker
▶	Marmor Wolke	Dr. Oetker

Bewertung	Lebensmittel	Hersteller
►	Marmor Kuchen	Dr. Oetker
►	Marmorkuchen	Ruf
►	Marzipan-Rohmasse	Ruf
▼	Maulwurfkuchen	Dr. Oetker
►	Milch-Schoko-Streusel	Ruf
►	Mocca-Bohnen	Ruf
▲	Mohn-Back	Dr. Oetker
▲	Mohnwickel	Dr. Oetker
►	Mokka-Creme	Dr. Oetker
▲	Muffin Glasur, gelb, rot o. lila	Dr. Oetker
▼	Muffins	Dr. Oetker
►	Nuss Kuchen	Dr. Oetker
▼	Nussnougat	alle Hersteller
►	Nusskuchen	Ruf
►	Nusstarte	Ruf
▲	Obstkuchenteig	Dr. Oetker, Ruf
▲	Orange-Back	Dr. Oetker
►	Orangen-Muffins	Ruf
►	Orangen-Zucker	Ruf
►	Pfirsich Melba Torte	Ruf
►	Pistazien, gehackt	Dr. Oetker
▲	Prinzessin Lillifee Glitzer-schrift	Dr. Oetker
▲	Prinzessin Lillifee Juwelen	Dr. Oetker
▲	Quark-Sahne	Ruf
▼	Raffinesse Schoko Kuchen, feinherb	Dr. Oetker

Bewertung	Lebensmittel	Hersteller
▲	Rahm-Apfel Kuchen	Ruf
▼	Raspelschokolade: alle Sorten	alle Hersteller
▼	Royal Chocolat	Dr. Oetker
▲	Rührkuchen	Ruf
▲	Rum Aroma	Dr. Oetker
▼	Russischer Zupfkuchen	Dr. Oetker
▲	Sahnefest	Ruf
►	Sahnesteif	Dr. Oetker
▲	Sandkuchen	Ruf
►	Schlagschaum	Dr. Oetker
►	Schlag Creme	Ruf
▼	Schokino-Wolke	Dr. Oetker
▼	Schokino Kuchen	Dr. Oetker
▼	Schoko-Wolke	Dr. Oetker
▼	Schoko-Dekor	alle Hersteller
▼	Schoko-Kuchen, -Torte o. Muffins, alle Sorten	alle Hersteller
▼	Schoko double chocolate Kuchen	Dr. Oetker
▲	Speisestärke	alle Hersteller
▼	Streuselmix Schokolade	Dr. Oetker
▲	TortenCreme Vanilla	Dr. Oetker
▲	Tortenguss: alle Sorten	Dr. Oetker, Ruf
▼	Trockenbackhefe	Dr. Oetker, Ruf
▼	Unser Pizza-Teig	Ruf
▲	Vanille-Back	Dr. Oetker
▲	Vanille Kipferl	Dr. Oetker

Bewer-tung	Lebensmittel	Hersteller
▲	Vanillin-Zucker	alle Hersteller
▲	Weinsteinbackpulver	alle Hersteller
▲	Weizengrieß	alle Hersteller
▲	Winter Streu Dekor	Dr. Oetker
▲	Zitronen-Aroma	Dr. Oetker
▼	Zitronen-Wolke	Dr. Oetker
▼	Zitronen Kuchen	Dr. Oetker
▼	Zitronen Muffins	Dr. Oetker
►	Zitronenkuchen	Ruf
▲	Zitronensäure	Dr. Oetker
▲	Zucker-Dekor, -Schrift o. Ä.	alle Hersteller
▲	Zuckerrübensirup	Bauckhof
▲	Zuckerrübensirup	Grafschafter Krautfabrik
▲	Zuckerrübensirup Bio	Grafschafter Krautfabrik

Getränke

Einige Getränkesorten sind aufgrund ihrer Hauptbestandteile für Menschen mit Histaminintoleranz weniger oder überhaupt nicht geeignet. Ist Ihr Lieblingssaft dabei? Dann sollten Sie in jedem Fall seine individuelle Verträglichkeit austesten, denn Ihre eigenen Erfahrungen können zum Teil auch von den Empfehlungen in diesem Buch abweichen. Hinsichtlich der Zusatzstoffe stellen besonders Cola- und Limonadengetränke ein Problem dar. Sie sollten generell gemieden werden.

Frucht- und Gemüsesäfte (alle Hersteller)

Bewertung	**Lebensmittel**
▲	Acerolasaft
▲	Apfelsaft o. -schorle
▶	Ananassaft
▲	Apfel-Karotten-Saft
▲	Apfel-Mango-Nektar
▲	Apfelschorle
▲	Aprikosensaft o. -nektar
▶	Birnensaft o. -nektar

Bewertung	Lebensmittel
▲	Cranberry-Saft
▼	Erdbeersaft o. -sirup
▲	Gemüsesaft (ohne Tomatensaft!)
▲	Heidelbeersaft
▶	Himbeersaft o. -sirup
▲	Holundersaft
▲	Karottensaft
▲	Kirschsaft oder -nektar
▲	Kombucha
▲	Mangosaft o. -nektar
▲	Möhrensaft
▼	Multivitaminsaft
▲	Noni-Cocktail
▼	Orangensaft
▶	Papayasaft o. -nektar
▲	Pfirsich-Maracuja-Nektar
▲	Pfirsichsaft o. -nektar
▶	Pflaumensaft
▲	Preiselbeersaft
▲	Rote-Bete-Saft
▲	Sanddornsaft
▼	Sauerkrautsaft
▲	Schwarze-Johannisbeere-Saft
▼	Tomatensaft
▶	Traubensaft
▼	Zitronensaft

Tee und Kaffee

Bewertung	Lebensmittel
▼	Brennnessel-Grüner Tee
▶	Cappuccino
▶	Espresso
▲	Fenchel-Anis-Kümmel-Tee
▶	Filterkaffee
▲	Früchtetee
▶	Grüner Tee
▲	Hagebutten-Tee
▶	Hibiskustee
▲	Holunder-Glühpunsch
▲	Holunderblüten-Tee
▶	Kaffee
▲	Kräutertee: alle Sorten
▲	Malzkaffee
▲	Rooibos-Tee
▶	Schwarzer Tee
▲	Still-Tee
▲	Weißer Tee

Sonstige Getränke

Bewertung	Lebensmittel	Hersteller
▼	Bio Kakao Getränk	Naturata
▼	Bio-Kakaopulver klassik	koawach
▼	Bordeaux Rouge	Alnatura
▼	Cappuccino Trüffel	Niederegger
▼	Cola	alle Hersteller
▼	Feine Bio Trinkschokolade	Gepa
▼	H-Milch Schoko	Landliebe
▲	Hafer Drink Natur	Alnatura
▼	Kakao	alle Hersteller
▼	Kakao	Bärenmarke
▶	Limonade	alle Hersteller
▼	Marzipan Trinkschokolade	Niederegger
▼	Milchdrink Schokoladengeschmack	Minus L
▼	Nuss-Nougat Cappuccino	Niederegger
▲	Reis-Drink Calcium	Alnatura
▲	Reis-Drink Natur	Alnatura
▼	Schoko Trunk	Hansewappen
▼	Soja Drink: alle Sorten	alle Hersteller
▼	Veganer Cappuccino Typ Classico	Vegan Leben

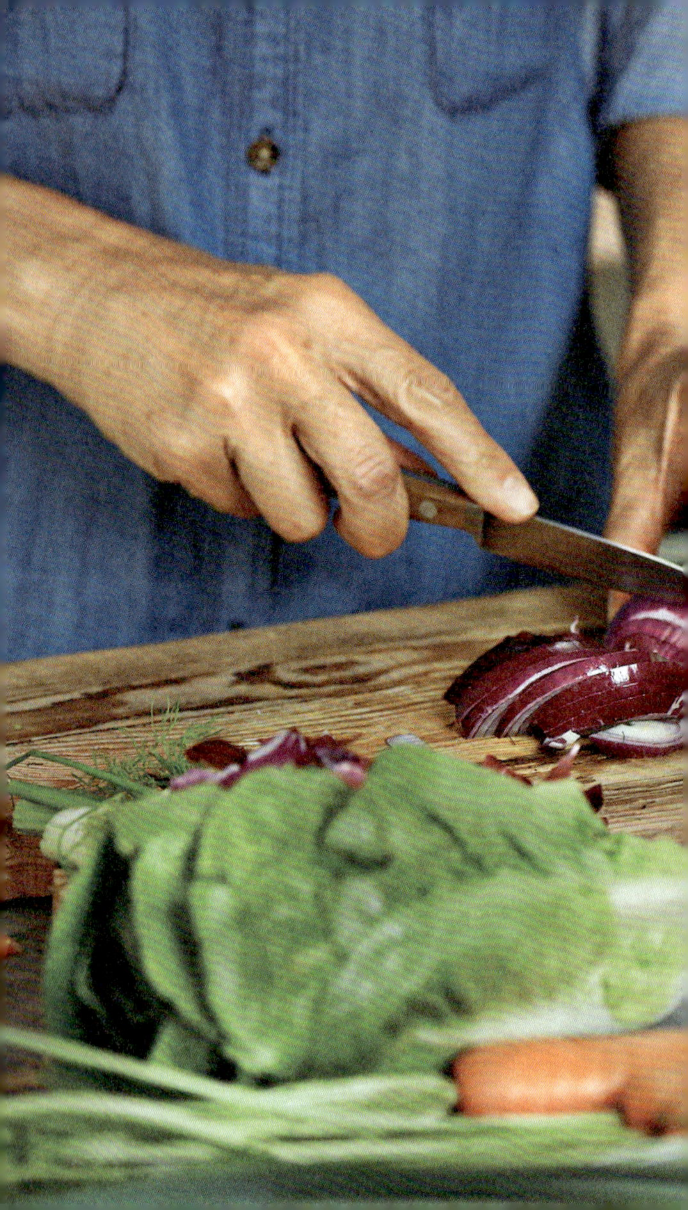

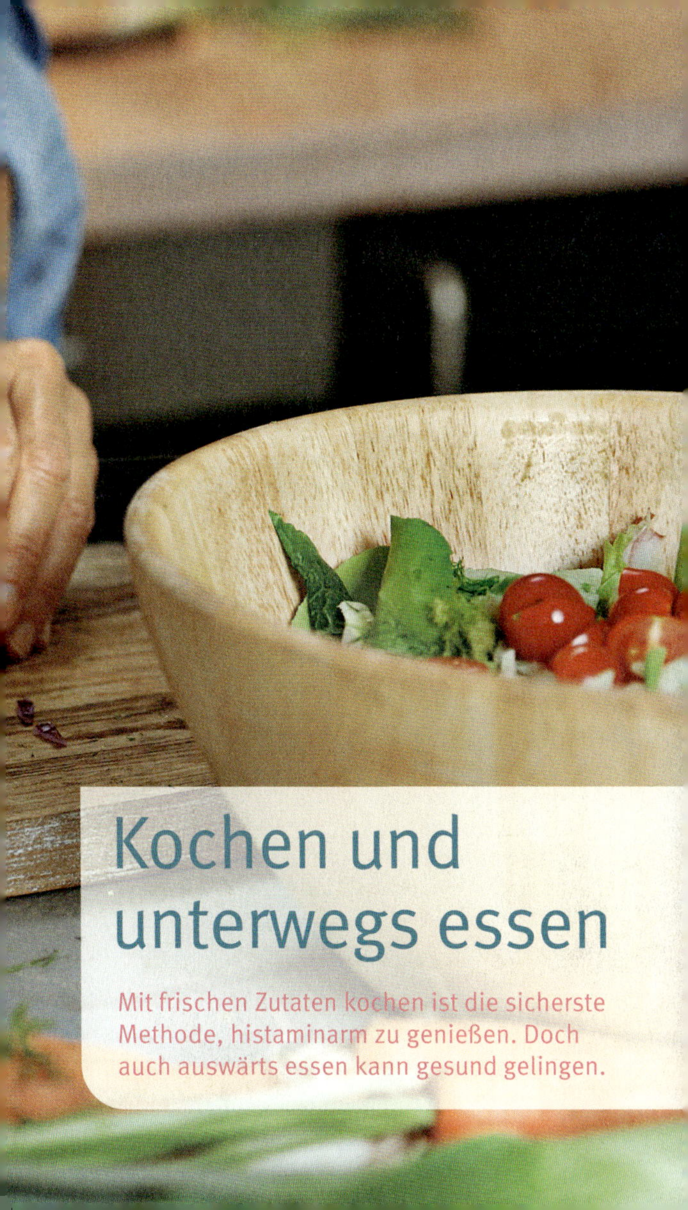

Kochen und unterwegs essen

Mit frischen Zutaten kochen ist die sicherste Methode, histaminarm zu genießen. Doch auch auswärts essen kann gesund gelingen.

Außer Haus essen

Problem beim Essen außer Haus – egal, ob im Restaurant, in der Kantine oder an der Imbissbude: Sie wissen nichts über so entscheidende Kriterien wie Frische der Speisen, Zutaten, Zusatzstoffe, Lagerung, Herkunft oder genaue Sorten. Wie frisch ist das Fleisch? Wie wurde der Fisch gelagert und seit wann? Welche Zutaten stecken in der Soße? Essen außer Haus birgt leider ein gewisses Risiko für Menschen mit Histaminintoleranz.

Restaurants & Co.

Eine köstliche Mahlzeit in Ihrem Lieblingsrestaurant kann üble Folgen haben, muss sie aber nicht. Was zu Anfang vielleicht am meisten schmerzt, ist die Tatsache, dass die übrigen Gäste ihre Speisenauswahl nach Appetit und Laune treffen. Sie jedoch sollten zunächst einmal alle angebotenen Speisen nach dem Kriterium der Verträglichkeit aussieben. Womöglich bleiben Ihnen dadurch am Ende nur wenige unbedenkliche Gerichte zur Auswahl. Das muss nicht bedeuten, dass alle anderen Gerichte gesundheitliche Probleme hervorrufen. Doch besonders zu Beginn Ihrer Diät sollten

Sie die größten Risiken ausschließen, bis Sie genügend Erfahrung gesammelt haben.

Es liegt auf der Hand, dass Sie Getränke wie Rotwein, aber auch Bier tunlichst meiden sollten. Bedenken Sie in dem Zusammenhang, dass histaminhaltige Speisen gemeinsam mit Alkohol bedeutend schlechter vertragen werden als ohne. Auch Essig kann die Verträglichkeit der Speisen (Salatsauce, in Essig Eingelegtes) verschlechtern. Leider gehen nicht alle Köche mit verderblichen Speisen immer verantwortungsvoll um. So stehen große Thunfischdosen beim »Italiener um die Ecke« nicht selten mehrere Tage lang geöffnet in der Küche, und selbst Hackfleisch wird in vielen Restaurants wider besseren Wissens mehrmals aufgewärmt oder länger als einen Tag aufbewahrt. Meiden Sie daher in Restaurants Speisen, die zu raschem Verderb neigen.

Schnellrestaurants und Imbissbuden

Lebensmittel aus Schnellrestaurants sind für Menschen mit Histaminintoleranz nur bedingt geeignet. Zwar verfügen moderne Ketten über gute Hygienestandards und kontrollierte Lagerungs- und Herstellungsmethoden. Doch die Liste der verwendeten Farbstoffe, Aromen, Triebmittel, Konservierungsstoffe, Geschmacksverstärker und anderer Nahrungsmittelzusätze ist lang. Sie werden verwendet, um die Geschmacksempfindungen der Verbraucher darüber hinwegzutäuschen, dass es sich bei dem Essen um Massenware handelt und nicht um frisch zubereitete

Speisen aus der Küche. Diese Stoffe bergen insbesondere für Pseudoallergiker ein unwägbares Risiko. Natürlich enthalten auch die für Hamburger und Sandwiches verwendeten Brötchen Hefe und eine Reihe weiterer Zusatzstoffe.

Ebenfalls erfolgreich bieten viele kleine Imbiss- oder Döner-/Gyros-Buden individuelle Spezialitäten aus verschiedenen Kulturbereichen an. Leider lässt der verantwortungsbewusste Umgang mit Lebensmitteln bei diesen Anbietern oft zu wünschen übrig. Fleischwaren liegen häufig ohne ausreichende Kühlung frei aus, was besonders bei hohen Außentemperaturen zu schnellem Verderb führt. Curry- oder Bratwurst liegen nicht selten stundenlang in brütender Hitze auf dem Grill, bevor sie auf den Teller kommen. Und ob ein Gyros- oder Dönerspieß nicht verbotenerweise noch am Folgetag weiterverwendet wird, weiß man als Verbraucher auch nicht sicher. Hierbei können sich hohe Histaminwerte entwickeln, die auch gesunden Menschen zu schaffen machen. Zum Frittieren werden meist minderwertige Fette benutzt, die vielleicht nicht oft genug ausgewechselt werden.

Kantinenessen

Kantinenpersonal ist meist geschult in Sachen Lebensmittelhygiene. Doch wenn Hunderte oder gar Tausende von Speisen zeitgleich serviert werden müssen, dann lässt sich eine längere Zwischenlagerung von zubereiteten Bestandteilen nicht vermeiden. Dies gilt natürlich auch für die Fleisch- und Fischportionen, welche von Betroffenen mit Bedacht gewählt werden sollten. Je nachdem, zu welcher Uhrzeit man die Kantine aufsucht, liegen die dargebotenen Speisen bereits seit längerer Zeit in den aufgeheizten Speisebehältern. Höhere Histaminwerte sind dann bei eiweißreichen Lebensmitteln zu befürchten. Meiden Sie in Kantinen auf jeden Fall Hackfleischspeisen, Würste und Fisch sowie tierische Lebensmittel, an deren Frische Sie aufgrund des Erscheinungsbildes Zweifel haben.

Einladungen

Essenseinladungen, Feiern und Veranstaltungen stellen Betroffene häufig vor ein Problem. Vielen Menschen ist es unangenehm, Freunde und Bekannte mit ihren Diätvorschriften zu konfrontieren und dadurch womöglich einen Extraaufwand bei der Bewirtung hervorzurufen. Auch ist man es schnell leid, Außenstehende ständig aufs Neue aufzuklären, da man an einem unbeschwerten Abend nur ungern seine Ernährungssituation zum Thema macht. Versuchen Sie, am besten so diskret wie möglich, bereits im Vorfeld Informationen über die angebotenen Speisen einzuholen. Finden Sie heraus, ob Fisch- oder Hackfleischspeisen auf dem Plan stehen. Verweisen Sie im Bedarfsfall kurz auf die Unverträglichkeit von Fisch, Rotwein und Käse und gehen Sie nicht völlig ausgehungert zu Ihrer Verabredung. So werden Sie Ihr Vergnügen an dem geselligen Ereignis haben, auch wenn Sie nicht alle angebotenen Speisen essen dürfen.

Unterwegs und zwischendurch

Sind Sie unterwegs, so planen Sie bereits im Vorfeld Ihre Reiseverpflegung mit ein. Es ist schon schwierig genug, in heimischen Gefilden vertrauenswürdige Anbieter von frischen und unbelasteten Speisen zu finden. Noch schwieriger wird es, wenn Sie, wie im Urlaub oder auf Geschäftsreisen üblich, nicht wissen, was Sie erwartet. Ihre gut verträgliche Lieblingsbrotsorte können Sie, in Brotpapier verpackt, frisch von zu Hause mitbringen und noch tagelang genießen. Haben Sie ein Gefrierfach vor Ort, lassen sich sogar größere Menge portioniert einfrieren. So haben Sie zum Frühstück und bei Bedarf auch abends Ihren Bedarf an Kohlenhydraten gedeckt. Kleine Snacks für zwischendurch sollten Sie ebenfalls dabeihaben, da die Auswahl sehr eingeschränkt ist. So vermeiden Sie, aus lauter Heißhunger die falsche Wahl zu treffen.

Selbst kochen

Auch selbst zubereitetes Essen wird nur selten völlig unbedenklich und histaminfrei sein, insbesondere wenn es tierische Bestandteile enthält. Durch sorgfältige Auswahl der Zutaten wird es Ihnen jedoch gelingen, den Histamingehalt auf ein gut verträgliches Minimum zu reduzieren. So lässt sich selbst das opulenteste Mahl sorgenfrei und folgenlos genießen. Seien Sie nur aufmerksam bei der Auswahl der Lebensmittel und gehen Sie sorgsam damit um. In diesem Kapitel erfahren Sie, welchen Einfluss Aufbewahrung und Zubereitung von Speisen für deren Histamingehalt haben.

Warum der Histamingehalt steigt

Histidin ist eine eiweißbildende Aminosäure, die sich in besonders großen Mengen in Lebensmitteln tierischer Herkunft befindet. Aus ihr entsteht im Zuge der Lagerung und Weiterverarbeitung eines Lebensmittels Histamin, wenn Bakterien vorhanden sind oder zugesetzt werden, die das entsprechende Enzym (Decarboxylase) enthalten. Daher können zum Beispiel Käse und Schinken, der aus rohem Fleisch hergestellt wird, mit zunehmender Reifezeit zu wahren »Histaminbomben« heranreifen. Wird roher Fisch – der grundsätzlich Bakterien enthält (vor allem im Darm und auf der Haut) – nicht ausreichend gekühlt oder gar bei Zimmertemperatur gelagert, verdirbt er relativ schnell und der Histamingehalt steigt an. Die beste Methode, um die Histaminbildung in Fisch zu vermeiden, ist, ihn direkt nach dem Fang zu filetieren (um eine Kontamination des Fleisches mit Darmbakterien zu vermeiden) und tiefzukühlen. Wenn Sie die Fischfilets dann nach einer ununterbrochenen Kühlkette rasch zubereiten, können Sie Ihre Mahlzeit beschwerdefrei genießen.

Histamingehalt von Fleisch in mg/kg

Tag	bei 4 °C	bei 24 °C
1	0,1	0,1
2	1,5	8,4
3	3,3	18,2
4	6,9	32,9
5	9,7	63,3

Alle tierischen Lebensmittel in Ihrem Haushalt sollten stets gut gekühlt, mittels Alu- oder Frischhaltefolie luftdicht verpackt und nie lange aufbewahrt werden. Ein wiederholtes Aufwärmen ist nicht ratsam. Bereiten Sie daher nur Portionsgrößen vor, die Sie auch direkt verzehren können.

Histamin ist thermostabil

Leicht verderbliche Speisen werden auch deswegen erhitzt, um darin befindliche Keime oder Viren abzutöten. Leider führt diese Methode nicht dazu, dass bereits vorhandenes Histamin abgebaut wird. Histamin ist eine thermostabile Substanz, der weder Hitze noch Kälte etwas anhaben können. Es existiert auch keine andere Küchenmethode, die den Histamingehalt eines Lebensmittels im Rahmen seiner Zubereitung senken kann. Kochen, Braten oder Dünsten verbessert die Verträglichkeit bei Histaminintoleranz also nicht.

Was Sie sonst noch tun können

Bei der Entstehung von Histamin spielen auch hygienische Aspekte eine Rolle. Achten Sie daher stets auf vorbildliche Sauberkeit Ihrer Küchengeräte sowie von Pfannen, Töpfen, Besteck und Geschirr. Vorsicht ist geboten bei alten Schneidebrettern aus Holz, in deren Ritzen sich Keime in großen Mengen ansammeln können. Sie sollten unmittelbar nach Gebrauch sehr sorgfältig gespült werden. Sobald sie gröbere Gebrauchsspuren aufweisen, ist ein Austausch zu empfehlen. Reinigen Sie auch Ihren Kühlschrank regelmäßig von innen und achten Sie darauf, dass auf den Böden oder Regalen keine Essens- oder Getränkereste kleben. Achten Sie außerdem täglich auf eine ausreichende Zufuhr an Vitamin B_6, dem Kofaktor der Diaminoxidase, sowie an Vitamin C, das für einen zügigen Abbau des im Körper befindlichen Histamins sorgt. Auch Zink, Kupfer und Magnesium benötigt der

Organismus für die Produktion der DAO. Stellen Sie über die Ernährung oder mittels Nahrungsergänzung (»Betadianin«) eine hinreichende Versorgung mit diesen Mineralstoffen sicher.

Gesund kochen – ein paar Tipps

Viele Vitamine und Mineralstoffe sind wasserlöslich. Beim Kochen löst sich ein hoher Anteil dieser wertvollen Bestandteile und wird mit dem überschüssigen Kochwasser weggeschüttet. Garen Sie Gemüse daher nur kurz und mit wenig Wasser. Sie schonen dadurch Vitamine und Mineralstoffe. Außerdem behalten die einzelnen Zutaten ihren Eigengeschmack, sodass Sie auf die Zugabe von Kochsalz weitgehend verzichten können.

Gehen Sie sparsam mit Bratfett um. Durch die Verwendung hochwertiger Pfannen sparen Sie Kalorien und bringen den natürlichen Fleischgeschmack voll zur Geltung. Vorteil: Das Fleisch brät im eigenen Saft, wird außen schön knusprig und bleibt innen zart.

Gesund leben fängt im Kopf an

Stellen Sie sich bitte einmal vor, wie Ihr Leben ohne jegliche Gesundheitsbeeinträchtigung aussehen könnte. Wie würden Sie sich fühlen, wenn Sie keinerlei Befindlichkeitsstörungen mehr erleiden müssten, ein optimales Gewicht hätten und ein Überfluss an Energie zur Verfügung stünde? Was würden Sie damit anstellen?

Es liegt an Ihnen, diesen Zustand zu erreichen. Zumindest Ihre ernährungsbedingten Probleme können Sie mit ein wenig Disziplin, Neugierde und Durchhaltevermögen für immer beseitigen. Wer sich mit gesunder Ernährung auseinandersetzt, der bereitet nicht nur seinem Gaumen eine Freude. Gehen Sie auf Entdeckungsreise und lassen Sie sich auf neue Erfahrungen ein. Man kann seine Ernährung nicht ändern, ohne sich selbst zu verändern. Und umgekehrt gilt: Wer seine Ernährung verändert, der verändert sein Leben. Viel Erfolg dabei!

Lebensmittelverzeichnis

Empfehlungen von Thilo Schleip

Internetplattform für Betroffene mit Therapeutenliste, News, Rezepten, Büchern u. v. m.:
www.my-histaminintoleranz.de

Schweizerische Interessengemeinschaft Histaminintoleranz (SIGHI) mit umfangreichem Informationsangebot:
www.histaminintoleranz.ch

bauchvital Apothekensortiment bei Histaminintoleranz. Versand kostenloser Patientenbroschüren
Tel. 030 27589363
www.bauchvital.de
kontakt@bauchvital.de

Produktinformation Betadianin Kapseln
www.betadianin.de

Histaminfreies Weinsortiment, u. a.:
www.eller-finest-selections.de;
www.weingut-weiss.at;
www.winzerhof-allacher.at;
www.weingutkuntz.de;
www.histavino.com

Nationale Kontakt- und Informationsstelle zur Anregung und Unterstützung von Selbsthilfegruppen
NAKOS
Otto-Suhr-Allee 115
10585 Berlin
Tel. 030 31018980
Fax 030 31018970
www.nakos.de

Deutsche Gesellschaft zur Bekämpfung der Krankheiten von Magen, Darm und Leber sowie von Störungen des Stoffwechsels und der Ernährung e. V. (Gastro-Liga)
Friedrich-List-Str. 13
35398 Gießen
Tel. 0641 974810
Fax 0641 9748118
www.gastro-liga.de
geschaeftsstelle@gastro-liga.de

Patientenservice zu den Themen Allergien, Asthma und Neurodermitis:
Deutscher Allergie- und Asthmabund e. V.
An der Eickesmühle 15–19
41238 Mönchengladbach
Tel. 02166 6478820
www.daab.de
info@daab.de

Gemeinnützige und unabhängige Organisation zur bundesweiten Aufklärung und Information: Deutsche Gesundheitshilfe e. V. (DGH)
Postfach 94 03 03
D-60461 Frankfurt am Main
www.gesundheitshilfe.de

Deutsche Gesellschaft für Ernährung e. V.
Godesberger Allee 136
53175 Bonn
www.dge.de

Bibliografische Information der Deutschen Nationalbibliothek
Die Deutsche Nationalbibliothek verzeichnet diese Publikation in der Deutschen Nationalbibliografie; detaillierte bibliografische Daten sind im Internet über http://dnb.d-nb.de abrufbar.

Programmplanung:
Uta Spieldiener
Projektmanagement:
Manuela Hunfeld
Bildredaktion: Marie Crämer
Covergestaltung: © Thieme
Layout: CYCLUS · Visuelle Kommunikation, Stuttgart
Bildnachweis:
Covermotiv und Bild S. 3:
© Thieme/Parthena Loenicker
Autorenfoto: © Lilli Nazarenus, Perspektive das Fotostudio
Inhalt: Westermann + Buroh Studios, Hamburg
Die abgebildeten Personen haben in keiner Weise etwas mit der Krankheit zu tun.

5., überarbeitete Auflage 2025

TRIAS Verlag in Georg Thieme Verlag KG, Oswald-Hesse-Straße 50, 70469 Stuttgart, Germany; www.trias-verlag.de

© 4. Auflage 2020 TRIAS Verlag in Georg Thieme Verlag KG, ein Unternehmen der Thieme Gruppe, Rüdigerstraße 14, 70469 Stuttgart

© 1.–3. Auflage 2006–2013 TRIAS Verlag in MVS Medizinverlage Stuttgart GmbH & Co. KG, Oswald-Hesse-Straße 50, 70469 Stuttgart

Printed in Germany

Satz: Reemers Publishing Services GmbH,
Druck: AZ Druck und Datentechnik GmbH, Kempten

ISBN 978-3-432-11995-3
Auch erhältlich als E-Book:
eISBN (ePub) 978-3-432-11996-0

1 2 3 4 5 6

Thieme Publikationen streben nach einer fachlich korrekten und unmissverständlichen Sprache. Dabei lehnt Thieme jeden Sprachgebrauch ab, der Menschen beleidigt oder diskriminiert, beispielsweise aufgrund einer Herkunft, Behinderung oder eines Geschlechts. Thieme wendet sich zudem gleichermaßen an Menschen jeder Geschlechtsidentität. Die Thieme Rechtschreibkonvention nennt Autor*innen mittlerweile konkrete Beispiele, wie sie alle Lesenden gleichberechtigt ansprechen können. Die Ansprache aller Menschen ist ausdrücklich auch dort intendiert, wo im Text (etwa aus Gründen der Leseleichtigkeit, des Text-Umfangs oder des situativen Stil-Empfindens) z. B. nur ein generisches Maskulinum verwendet wird.

Datenschutz: Wo datenschutzrechtlich erforderlich, wurden die Namen und weitere Daten von Personen redaktionell verändert (Tarnnamen). Dies ist grundsätzlich der Fall bei Patient*innen, ihren Angehörigen und Freund*innen, z. T. auch bei weiteren Personen, die z. B. in die Behandlung von Patient*innen eingebunden sind.

Unsere Umwelt ist uns wichtig!
Papier aus nachhaltigen und kontrollierten Quellen
Druck in Deutschland mit kurzen Lieferwegen
Druckereien mit hohen Ansprüchen an Ökologie